A REVOLUÇÃO DO PROPÓSITO

CARO(A) LEITOR(A),
Queremos saber sua opinião sobre nossos livros.
Após a leitura, curta-nos no facebook.com/editoragentebr,
siga-nos no Twitter @EditoraGente, no Instagram @editoragente
e visite-nos no site www.editoragente.com.br.
Cadastre-se e contribua com sugestões, críticas ou elogios.

IDEALIZADOR DA PROPOSITOLOGIA®
KIKO KISLANSKY
PREFÁCIO DE BEL PESCE

A REVOLUÇÃO DO PROPÓSITO

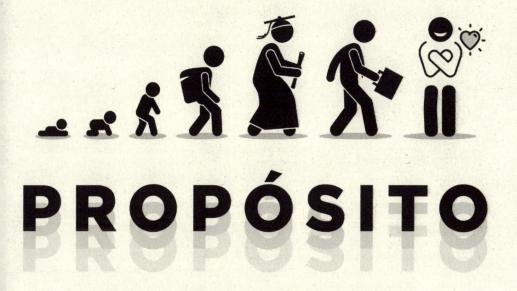

DESPERTE PARA SUA RAZÃO DE SER, IMPULSIONE SUA CARREIRA E CONSTRUA PROSPERIDADE COM SIGNIFICADO

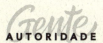

Diretora
Rosely Boschini

Gerente Editorial Pleno
Franciane Batagin Ribeiro

Assistente Editorial
Alanne Maria

Produção Gráfica
Fábio Esteves

Preparação
Natália Domene Alcaide

Capa
Zé Pimenta

Adaptação de capa
Amanda Cestaro

Projeto Gráfico e Diagramação
Plinio Ricca

Revisão
Wélida Muniz

Impressão
Gráfica Assahi

Copyright © 2022 by Kiko Kislansky
Todos os direitos desta edição
são reservados à Editora Gente.
Rua Natingui, 379 – Vila Madalena
São Paulo, SP – CEP 05443-000
Telefone: (11) 3670-2500
Site: www.editoragente.com.br
E-mail: gente@editoragente.com.br

Dados Internacionais de Catalogação na Publicação (CIP)
Angélica Ilacqua CRB-8/7057

Kislansky, Kiko
A revolução do propósito: desperte para sua razão de ser, impulsione sua carreira e construa prosperidade com significado / Kiko Kislansky ; prefácio de Bel Pesce. - São Paulo: Gente Autoridade, 2022.
192 p.

ISBN 978-65-88523-60-5

1. Desenvolvimento pessoal 2. Desenvolvimento profissional 3. Sucesso I. Título II. Pesce, Bel

22-5746　　　　　　　　　　　　　　　　　　　　　　　　　　　　　CDD 158.1

Índices para catálogo sistemático:
1. Desenvolvimento pessoal

NOTA DA PUBLISHER

Ter clareza de qual propósito rege a nossa vida é basilar para uma carreira de sucesso e uma vida de coragem. Não à toa, inúmeros autores afirmam que o propósito deve ser o centro de tudo e o guia de todas as nossas decisões. Nesta crise de desesperança em que vivemos, é uma alegria ler um livro que fale do poder de viver de propósito, como esta obra de Kiko Kislansky. *A revolução do propósito* fala da construção de uma vida leve e alinhada aos sonhos pessoais e profissionais. A criatividade, a decisão e ser quem se é traduzem a razão de ser deste livro.

Com muitos exercícios e práticas relevantes, Kiko Kislansky nos leva a refletir sobre qual é o nosso propósito e como podemos torná-lo o guia de nossa vida. É uma leitura instigante, forte e necessária. Tenho certeza de que você será impactado assim como eu fui. Boa leitura!

Rosely Boschini
CEO e Publisher da Editora Gente

Dedico este livro a você,

Escreva seu nome aqui → _____,
que escolheu embarcar
nesta experiência,
pensando, sentindo e agindo muito
além do lucro.

AGRADECIMENTOS

Nutrir o sonho de alguém é uma das atitudes mais valiosas que uma pessoa pode adotar na vida. Ato extremamente profundo e precioso, nutrir sonhos significa honrar a vida do outro e abastecê-lo com entusiasmo e coragem. Por isso, gostaria de expressar minha gratidão a todas as pessoas que cruzaram a minha jornada e cultivaram meu grande sonho. Este livro representa mais um tijolinho na construção de um mundo em que cada ser humano compartilha sua essência à serviço do bem comum.

Sou grato a Bianca Ramos, minha companheira de jornada e amor da minha vida, que diariamente me encoraja a ser quem eu nasci para ser com sabedoria e sensibilidade inigualáveis. Eu te amo, meu amor. A sua luz me ilumina.

Sou grato a Isabel Cristina Oppitz, minha mãe amada, guerreira do amor que me lembra diariamente do que realmente importa nesta vida e apoia meu propósito incondicionalmente com um amor absoluto e indescritível. Mãe, obrigado por estar sempre na primeira fila (até mesmo quando você não está). Eu te amo.

Sou grato a Jaime Kislansky, meu pai e fã número um, que não mede esforços para impulsionar minha trajetória e celebrar nossas conquistas. Pai, obrigado por acreditar tanto em mim. Você não tem noção do que o seu apoio significa para mim. Eu te amo.

Sou grato a toda minha família (de sangue e de alma) por vibrar intensamente a cada nova realização e me inspirar a seguir forte, lutando pelo que acredito. Eu consigo sentir o amor de vocês presente em cada passo da minha jornada. Amo vocês.

Sou grato a toda equipe que trabalha direta ou indiretamente com a Cazulo, que decide diariamente colocar seus talentos fantásticos à serviço da nossa causa. Sou grato especialmente a Beatriz Braga, que pavimenta a estrada com leveza e excelência. Bia, sua contribuição é extremamente valiosa.

Sou grato a cada vida que impulsionou o movimento Euzaria e especialmente ao Zé Pimenta, irmão de alma que esteve ao meu lado na primeira expressão consciente do que nascemos para fazer no mundo. O que criamos juntos sempre será o grande alicerce de cada passo dessa construção. A Euzaria representa a faísca da revolução do meu propósito.

Sou grato aos meus clientes por se conectarem tão profundamente com minha razão de ser e me darem a honra de poder viver o que acredito com tanta confiança e entrega. Cada palestra, treinamento ou programa de educação que facilito representa o mundo inteiro para mim.

Sou grato a todos os seres humanos que se dedicam a construir um mundo mais humano, consciente e significativo por meio de suas vidas. Meus mentores, professores, educadores, vocês estão presentes em absolutamente tudo que eu realizo.

Sou grato a equipe da Editora Gente, pela escolha de apoiar meu propósito e estar ao meu lado, impulsionando esta mensagem para o mundo. Sinto-me abençoado.

Sou grato a você, leitor(a), que me presenteia com esta conexão. Sinto-me abraçado pela sua decisão de embarcar nesta leitura ao meu lado.

SUMÁRIO

PREFÁCIO — 14

APRESENTAÇÃO
QUAL É O PROPÓSITO DESTE LIVRO? — 22

INTRODUÇÃO
É PRECISO REVOLUCIONAR — 36

CAPÍTULO 1
A CRISE DE SIGNIFICADO — 44

CAPÍTULO 2
O FINAL DA NOITE DE DOMINGO — 52

CAPÍTULO 3
AS RAÍZES DA FALTA DE PROPÓSITO NA HUMANIDADE — 56

CAPÍTULO 4
(RE) DESCUBRA E VIVA SEU PROPÓSITO — 78

116 CAPÍTULO 5
VALORIZE SEUS TALENTOS

130 CAPÍTULO 6
HONRE SEUS VALORES

134 CAPÍTULO 7
CONECTE-SE COM SUAS PAIXÕES

144 CAPÍTULO 8
CLARIFIQUE SUA VISÃO UTÓPICA

154 CAPÍTULO 9
PROPAGUE A SUA MENSAGEM

160 CAPÍTULO 10
CONSTRUA O SEU LEGADO

168 CAPÍTULO 11
VIVA SEU PROPÓSITO NA PRÁTICA

186 CAPÍTULO 12
VOCÊ, AGENTE DE TRANSFORMAÇÃO

PREFÁCIO

Eu acredito que cada encontro é perfeito. Quanto mais enxergamos sutilezas, mais entendemos dimensões extremamente belas dessas perfeitas sincronias. Quero contar, então, sobre o potente encontro que tive com Kiko, com detalhes sobre a situação em que eu me encontrava quando ele ocorreu. E farei com grande alegria devido a tudo que ainda tem a se manifestar a partir de nossas trocas.

Para mim, viajar vai além de descobrir novas culturas que pareçam distantes da minha. Viajar tem a ver com achar a conexão no que à primeira vista parece distante, com redescobrir partes de mim que se ativam quando passo por certos países. Em 2018, fui à Índia pela primeira vez e a ressonância que o lugar teve em partes de mim foi gigante. Fui embora já querendo voltar e, ao longo de pouco mais de um ano, voltei outras cinco vezes.

Uma dessas viagens teve um início bastante atribulado, mas mesmo assim segui em frente e deixei o fluxo de tudo aquilo se manifestar. Uma das experiências que vivi nela foi um detox em Colva, Goa. Durante esse detox, em um momento que eu estava na praia observando o mar, uma frase veio com muita força para mim: "O seu propósito é desenhar uma vida com a menor resistência possível em ser quem você é". Imediatamente senti que aquela frase era um presente, um guia e que seria uma linda missão honrá-la.

Ao longo de 2019, comentei essa frase com diversos amigos. Durante uma viagem de negócios aos Emirados Árabes Unidos, ao repeti-la para uma amiga querida, ela me disse duas outras frases em árabe que se conectaram fortemente com o meu coração: "A bênção vem com o movimento" e "Caminhe na direção do que importa para você e Eu estarei contigo". No dia seguinte, encontrei um artista que escreveu essas frases em caligrafia árabe, cada uma em um quadrinho, que seguiram viagem comigo.

Sou empreendedora e, ao longo dos últimos dez anos, junto à minha equipe, criei mais de 150 projetos entre aplicativos, plataformas, livros, jogos de cartas, gibi, eventos, cursos, documentários, reality shows, tour de palestras e mais um tanto de coisas que são produtos por si só, mas, ao mesmo tempo, conversam todos entre si. Amo fazer coisas diferentes do que já fiz e, o que aprendo em um projeto aplico em outro, mesmo que aparentemente eles sejam bem diferentes. Vivo minha vida de uma maneira que chamo de 'empreendedorismo intuitivo'; vou realizando projetos e o processo de criação e realização dá origem a outras ideias – e tudo se conecta.

Faz anos que acredito que o caminho do autoconhecimento é o caminho do amor e, quando aquela frase veio para mim na Índia, decidi que a cada momento mediria se estava realmente vivendo uma vida empenhada em ser quem sou. Caso sentisse descompassos, realizaria mudanças. A frase foi a cereja no bolo em um percurso rumo ao despertar que já vinha acontecendo há bastante tempo, e catalisou escolhas, das maiores às mais sutis, que acabaram por influenciar positivamente minha relação com tudo: comigo mesma, com minha família, com meus amigos, com meus negócios, com a natureza, com Deus, e virou chaves importantes em como enxergo o que é tempo, o que é presença, o que é viver de verdade.

Pela natureza dos meus negócios, de forma intuitiva, senti que essa frase, que já tinha virado bússola, poderia virar parte

PREFÁCIO

integral de algum novo projeto mais específico que eu desenhasse. Então juntei uma variação da frase que me encontrou na Índia: "O seu propósito é desenhar uma vida completamente entregue a quem você realmente é" com as frases que estavam comigo desde a viagem aos Emirados: "A bênção vem com o movimento" e "Caminhe na direção do que importa para você e Eu estarei contigo", e somei com minha vontade de continuar aprendendo novas maneiras de viver e desbravar o mundo, assim decidi começar o que nomeei de Tour da Abundância.

A intenção era clara: viajar, se possível para todos os países do mundo, aberta para que cada região pudesse me mostrar diferentes formas de abundância presentes naquele lugar. Desde o início, senti que o Tour da Abundância seria o mais fluído possível, com o mínimo de planejamentos que pudessem engessar o dia a dia. O ponto principal era estar disponível para sentir no coração a abundância nas suas mais lindas sutilezas.

Senti o desejo de levar uma pequena lembrança para as pessoas que eu encontrasse ao longo do caminho e, intuitivamente, criei uma pulseirinha, no mesmo estilo da fitinha do Bonfim, em oito versões diferentes. Dessa forma, também haveria o efeito surpresa de qual cor escolheria cada pessoa. Sete das pulseiras são de cada uma das cores do arco-íris, a oitava é branca; cada uma representa abundâncias conectadas a cada um dos sete chacras "principais", e todas levam a mesma frase: "O seu propósito é desenhar uma vida completamente entregue a quem você realmente é". E, assim, embarquei para o meu Tour da Abundância, que começou no sul da Bahia, logo antes da virada de 2019 para 2020; depois parti para o Camboja e de lá fluiria para novos destinos.

Durante três meses, vivi experiências extremamente abundantes ao redor do mundo. Foram diversas as esferas: de negócios à espiritualidade, de amor, de amizades, de conexão comigo mesma e de conexão com o mundo. Então veio a pandemia, e com ela muitas limitações de viagens para o Tour da Abundância. Nesse momento, senti uma confiança muito linda de que não seriam limitações de abundância, pelo contrário: se eu me conectasse com o meu coração, continuaria o Tour da Abundância de onde quer que eu estivesse. Nasci em São Paulo e me mudei para fora do Brasil aos 18 anos, então já fazia quase quinze anos que eu não vivia mais com meus pais. Decidi passar a pandemia com eles em São Paulo; foram nove meses praticamente sem sair de casa e com a possibilidade de ver tantas outras facetas de diferentes abundâncias da vida.

Um ano depois de começar o Tour da Abundância, em dezembro de 2020, senti que poderia voltar a viajar, com todo o cuidado, e fui a Florianópolis e depois decidi que partiria para Tulum, México. Mas a viagem para Floripa me mostrou que aquela frase do propósito estava ressoando em muitos novos níveis dentro de mim; me vi pronta para uma nova fase do meu Tour da Abundância. Nela, eu acordaria a cada dia e perguntaria para o meu coração: "O que você gostaria de viver hoje?" E, nesse momento de completa entrega e confiança no coração, encontrei o Kiko.

Era final de 2020, e eu já estava com passagens compradas para Tulum. Na ocasião, acordei e perguntei para o meu coração o que ele queria sentir naquele dia. E, para surpresa da minha mente, meu coração não queria ir para Tulum. Perguntei então o que ele queria, e a resposta foi clara: "Quero a

PREFÁCIO

Bahia. Quero ir para Salvador." Cancelei, então, o voo para o México e embarquei para a Bahia.

Chegando lá, recebi uma mensagem carinhosa do Kiko pelo Instagram, me contando que conhecia meu trabalho, que já tinha ido a palestras que eu havia ministrado em Salvador anos antes e que queria deixar os livros dele de presente para mim no meu hotel. Senti algo tão bom naquela mensagem. Carinho, verdade, vontade de boas trocas, humildade, presença. Respondi sugerindo que nos encontrássemos. Kiko, sempre muito gentil, veio me buscar no hotel e imediatamente já começamos a papear, falamos de vários assuntos e de tantas dimensões da vida. Eu logo percebi que esse encontro seria especial. Chegando ao jantar, mais uma surpresa maravilhosa: o pai de Kiko e de Érika, uma das colaboradoras da Cazulo, também estariam presentes. Eu amo quando as pessoas abrem assim a vida para a gente, tudo junto e misturado. O jantar foi lindo. Levei comigo um dos meus Menus de Experiências, que são caixas cheias de pequenas atividades divertidas e que ao mesmo tempo geram uma mega conexão entre as pessoas. Lembro como se fosse agora cada um dos papos que rolou junto a essas atividades e ótimos sabores em Salvador. Dias depois, conheci a mãe do Kiko em pleno dia de Natal, logo antes de seguir viagem. Que encontro verdadeiro, aberto, amoroso!

E lá fui eu embora de novo, mas, para minha surpresa, duas semanas depois estava de volta e moraria por quase meio ano na Bahia. Durante esse tempo lá, fui conhecendo mais de perto a vida do Kiko, palestrei na Cazulo, conheci livros e projetos, conheci a sua noiva, a Bia, e toda a família maravilhosa dela, fiz uma amizade maravilhosa com Vivi, irmã de Bia... Presentes e mais presentes e mais presentes. E, desde então, a cada encontro com o Kiko, tantas outras coisas bonitas têm acontecido, todas vindo de um lugar profundamente leve e verdadeiro.

Mais um ano se passou, e eu continuei meu Tour da Abundância pelo mundo. Até o momento em que escrevo este prefácio, já estive em 64 países e – em mais uma sincronicidade inesperada – Kiko se mudou para São Paulo e um dos meus maiores projetos do momento, que poderia ter fluído em qualquer lugar do mundo, vai se iniciar de daqui, então também estou de volta à minha cidade.

Essa chance de conviver com Kiko, com sua família, com seus projetos, aconteceu de forma extremamente poderosa, a meu ver, por causa de um detalhe extremamente raro: criamos um espaço seguro para sermos quem somos. Um espaço leve para receber tudo que poderíamos receber um do outro, e continuar recebendo. Kiko é um ser humano lindo, com um coração generoso pronto para realizar essa troca com quem também estiver pronto. Ele é uma fonte infinita de abundância. Este novo livro faz parte dessa jornada linda que ele tem construído, e agora você tem a chance de abrir espaço para essa troca.

Meu principal conselho para você que tem a oportunidade de segurar esta obra em suas mãos é: abra-se para tudo de bom que a conexão com ela e com o Kiko pode te trazer. Leia com carinho, mas vá além. Ao longo da vida, aprendi que o invisível é muito forte e que as sincronicidades dão dicas do que é realmente importante. Que este livro seja um portal

PREFÁCIO

para você se conectar com o seu propósito, tanto pelo conteúdo e exemplos que Kiko traz, como também por se abrir para que o seu próprio dia a dia te mostre com clareza as sutilezas de uma jornada completamente entregue a quem você realmente é.

O Tour da Abundância continua e evoluiu para ser o Tour da Abundância e Serenidade. A revolução do propósito é inevitável. E, com consciência e presença, ela é também extremamente abundante e serena.

Bom viver!

Bel Pesce
Empreendedora, escritora e viajante

APRESENTAÇÃO

QUAL É O PROPÓSITO DESTE LIVRO?

Certamente, este não é o primeiro e nem o último livro sobre propósito que você vai encontrar nas prateleiras das livrarias. E isso é maravilhoso. Sempre que eu vejo algum livro que fale de propósito, sinto que não estou sozinho e que outras pessoas também estão lutando por essa causa tão essencial para o futuro da humanidade. A cada dia que passa, mais pessoas despertam para a importância desse tema. E é justamente o futuro da humanidade que ilumina o meu desejo de escrever mais um livro. Eu tenho uma visão de futuro utópica, mas ao mesmo tempo ela é muitíssimo real dentro do meu coração. É o desejo visceral de contribuir, mesmo que milimetricamente, para empurrar a humanidade no sentido desta visão que tanto me emociona; é minha maior motivação para escrever este livro. Acredito, piamente, que se todos nós vivermos em conexão com nosso real propósito, estaremos muito mais próximos de um futuro próspero, justo e significativo.

Com muita gratidão no peito, me coloquei à disposição para compartilhar com você, por meio desta obra, os meus principais ensinamentos sobre este tema tão fascinante que tem feito parte da minha rotina de pesquisa, estudos e trabalho nos últimos oito anos. Busquei condensar meus aprendizados e conclusões em um método estruturado – o Método Cazulo de Propósito Autêntico – para que você tenha um guia prático, inspirador e validado. Tive o cuidado, a determinação e a responsabilidade de validar tudo o que você vai ver nas próximas páginas. Nos últimos anos, tenho tido a honra de aplicar estes conceitos e ferramentas em centenas de eventos, empresas, congressos, cursos, seminários e mentorias com milhares de clientes que me presenteiam com a confiança que sentem no meu trabalho. E os resultados têm sido inspiradores. Por isso, minha intenção é que você possa também sentir que esta foi uma ferramenta de evolução para a sua jornada de expressão de talentos em busca de sentido e felicidade plena.

Não é à toa que este livro se chama *A revolução do propósito*. Viver nosso propósito é um ato revolucionário. E, dia após dia, mais seres humanos despertam para a sua razão de ser e se tornam protagonistas desta revolução que é fundamentada na busca por sentido, conexão com o que realmente importa na vida, e consciência de alma. É uma grande transformação progressiva e exponencial, pois cada ser que desperta para o seu propósito torna-se um despertador de outras pessoas ao seu redor, mesmo que de modo inconsciente. Por outro lado, o nome "revolução" também está ligado a um sentimento de indignação com o status quo, uma revolta contra os valores invertidos da nossa sociedade, que causam sofrimento humano excessivo. Uma sociedade regida pelo senso de propósito consegue promover mudanças extremamente relevantes nas instituições políticas, econômicas, culturais e morais.

Confesso que escrever um livro sobre propósito não é tarefa simples. Estamos falando de um dos assuntos mais profundos da vida. É um tema que toca a alma, desperta questionamentos, instiga discussões sem uma receita pronta. É preciso uma bela dose de ousadia para defender a bandeira do propósito nos dias atuais, já que estamos falando de uma dimensão sutil que é pouco disseminada pela mídia e pelo sistema educacional. Não podemos tocar, cheirar nem ver o nosso propósito. Mas acredite: podemos senti-lo com a nossa alma. É uma conexão que transcende os sentidos físicos. Podemos perceber todos os dias os benefícios de vivermos com este combustível existencial que é o nosso propósito. Portanto, estamos falando de um tema intangível que se materializa em nossas ações práticas do dia a dia e passa a fazer parte até mesmo das nossas conquistas materiais, que são resultado do nosso propósito em prática no mundo.

Vamos compreender juntos algo fundamental: viver nosso propósito gera resultados reais em todas as áreas da nossa vida. Por trás de muitas das queixas que as pessoas fazem, há uma desconexão com o propósito delas. Muitos dos problemas financeiros que as pessoas têm não estão ligados diretamente à falta de habilidade de gerenciar finanças, mas à falta de conexão com o propósito. Por não o terem com clareza, não têm a motivação suficiente para desenvolver habilidades financeiras. Ou seja, não sabem a que o seu dinheiro serve de verdade. Falta entusiasmo para conquistar a prosperidade, entende? Quando não há um desejo existencial por trás da necessidade de conquistar dinheiro, o desempenho financeiro é naturalmente reduzido. ==Quem tem uma causa forte para defender, tem um compromisso maior em fazer dinheiro, pois sabe que é um recurso essencial para ampliar o legado.==

Quem vive seu propósito tende a se destacar mais e ter mais sucesso profissional. E, claro, por terem um destaque extraordinário, essas pessoas tendem a ser melhor remuneradas. Há um magnetismo diferente em quem vive em alinhamento com a própria alma. Pense comigo: se a sua mãe estivesse doente e precisasse de um cirurgião cardíaco, você gostaria de contar com uma doutora que tem na medicina a expressão do seu propósito ou por uma doutora que escolheu medicina porque era o que dava mais dinheiro? Pois é: quem vive seu propósito se destaca mais. Tem mais brilho nos olhos. Mais capacidade de influência e, como consequência, mais vendas e retenção de clientes. Infelizmente, o comum é a pessoa fazer direto um curso de finanças, achando que isso resolverá o problema. Mas isso é olhar apenas para o sintoma, e não para a raiz.

Ainda, por trás de grandes problemas nos relacionamentos, existem aqueles desconectados do seu propósito. Esses indivíduos estão tão desconectadas de si mesmas que não conseguem se conectar afetivamente com outras pessoas. Pense comigo: se alguém está distante de si mesmo, como conseguirá ter uma relação verdadeira com o outro? Reflita também: você gostaria de ter um relacionamento afetivo com alguém que está alinhado com a sua razão de ser, vivendo seu propósito e fluindo na vida, ou com alguém que está completamente perdido em um círculo vicioso de comportamentos tóxicos que estão desalinhados com a sua essência? Acredito que chegamos à mesma conclusão: é muito mais estimulante dedicar energia para construir uma vida ao lado de quem encontrou "o seu lugar no mundo". Ainda no campo da amizade, pare para pensar: quem são os amigos que mais te inspiram? Quais são os amigos que você mais admira? Provavelmente os que são autenticos e que vivem o que nasceram para fazer. São pessoas mais vibrantes e naturalmente mais inspiradoras. Acredite: a autenticidade gera conexões. Afinal, nossa singularidade é o nosso poder.

Além disso, um dos problemas mais recorrentes nos nossos treinamentos (e na sociedade) é a baixa autoestima, ou a falta de autoconfiança. Em outras palavras, é a baixa percepção de valor que as pessoas tem sobre elas mesmas. Mas a verdade é que a falta de confiança é apenas conclusão da falta de resultados. E a falta de resultado tem raiz na falta de atitude, que por sua vez é falta de clareza do próprio potencial, do próprio valor. E agora vem o ponto-chave da questão: quem conhece seu propósito, conhece seu valor e tem mais atitude na vida. Naturalmente, essas pessoas tendem a ser mais reconhecidas, admiradas e valorizadas. As pessoas que compreendem seu propósito, compreendem seu valor. Elas entendem que têm algo de único e útil para compartilhar com o mundo. E isso oferece um senso de segurança e confiança extraordinário. Não é à toa que na minha experiência facilitando treinamentos, mentorias e cursos, percebo claramente que as pessoas que vivem seu propósito tendem a ter uma autoestima mais elevada.

PROPÓSITO LEVADO A SÉRIO

Eu e meu time no Grupo Cazulo levamos o tema propósito a sério. Essa é a nossa causa. Propósito não é o que nós vendemos, é o que nós defendemos. É ele que nos move. Para mim, é mais que uma palavra, é um sentimento visceral. Por isso, é com grande responsabilidade e seriedade que eu te convido a me dar as mãos nesta jornada de aprendizado e expansão da consciência. Valorizo tanto este tema que acredito que propósito deveria ter uma posição de destaque nas políticas públicas, considerando que a grande maioria dos problemas sociais que temos é resultado de lideranças que estão totalmente desconectadas do que vieram fazer no mundo, direcionadas apenas pelas necessidades superficiais do ego. Aqui, trataremos deste tema com senso de compromisso e respeito, pois acredito que se trata de questão absolutamente inadiável para a preservação da vida na terra. Enquanto não despertarmos para isso, viveremos colhendo frutos de violência, corrupção e injustiça, resultado de comportamentos tóxicos regidos por valores egoístas e centrados na ilusão da escassez.

Se avaliarmos com cuidado, por trás de todas as grandes crises da humanidade, existe uma liderança que está desconectada do sentido da vida. É por isso que, ao lado da minha maravilhosa equipe no grupo Cazulo, desenvolvemos a Propositologia®, um movimento acadêmico com caráter inspiracional que dissemina ensinamentos sobre propósito a partir de seis grandes eixos: psicologia, filosofia, ciência, economia, mitologia e espiritualidade. Os ensinamentos deste livro fazem parte do módulo que chamamos de fundamentos existenciais da Propositologia®.

Nesta jornada que viveremos juntos, terei a honra de te apresentar o Método Cazulo de Propósito Autêntico, resultado de milhares de horas investidas em estudo, formações, cursos, pesquisa, implementação e validação. Perceba que na sociedade insana que vivemos, nascemos autênticos e vamos nos desconectando desta autenticidade ao direcionar energia para a necessidade de aprovação social. A cultura em que estamos inseridos vai nos programando sobre como devemos falar, trabalhar, consumir, comer e até mesmo como nos vestir. E nesta busca desenfreada por sermos aceitos, reconhecidos e valorizados, acabamos nos afastando dos nossos talentos, congelando nossas paixões e enterrando nossas mais profundas aspirações existenciais.

Por isso, é preciso ter determinação para vencer as resistências que nos impedem de resgatar nossa relação com nós mesmos. Esta é uma das principais queixas que meus clientes me apresentam durante os treinamentos corporativos: "Eu estou ganhando um bom dinheiro aqui, sou reconhecido pelo meu chefe, mas me sinto vazia, sinto que falta algo." Isso acontece porque passamos a viver mais conectados com o que o mundo sugere do que com o que a alma pede. Acredite: nossa alma nos oferece um trajeto de vida sugerido. Mas a grande maioria das pessoas acaba desprezando essa sugestão. E, assim, acabam vestindo máscaras e dedicando seu tempo a atividades com as quais não sentem uma identificação genuína.

Em meus treinamentos e palestras, vejo depoimentos que atestam isso com muita frequência. Recentemente, em um deles, dentro de um programa de transformação de cultura através da liderança, uma senhora se aproximou de mim e disse: "Kiko, eu queria ter participado deste treinamento 25 anos atrás, quando entrei na empresa. Vivi muito tempo focada apenas nas metas financeiras e esqueci do que eu realmente queria realizar na vida." Lembro também de um jovem que me abordou durante uma palestra em um congresso de empreendedorismo e disse: "Eu passei a minha carreira inteira acreditando que o que importava era o reconhecimento e aprovação das pessoas. Abri mão do que realmente amo, abandonei minhas paixões. Agora entendi que a vida não é somente isso. Espero que não seja tarde".

No mercado de trabalho, os crachás e currículos passam a ser mais importantes do que o que se enxerga quando fechamos os olhos. Em algum momento da história, nos perdemos do essencial. Assim construímos um terreno fértil para doenças psicossomáticas, crises existenciais, baixa autoestima, sofrimento emocional, relacionamentos vazios e, claro, falta de confiança para construir prosperidade. Infelizmente, este ciclo constante acaba construindo a sociedade da aparência e destruindo a sociedade da essência. Acredito que o propósito é o elo capaz de resgatar a humanidade.

Percebi que a crise de significado que vivemos é resultado de uma tremenda fragmentação das pessoas com elas mesmas. Essa fragmentação é o oposto absoluto da integridade. Estou falando aqui da real integridade, que é a integração das principais partes que compõe a nossa singularidade, o nosso eu autêntico. Podemos pensar nessa integridade como grau extremamente elevado de consonância com a nossa identidade. Nos meus incansáveis estudos e centenas de implementações (na minha vida e com meus clientes), percebi que existem sete elementos centrais que precisam estar alinhados para que possamos viver nosso propósito com autenticidade. Ou seja, quando construímos um alinhamento dinâmico entre esses sete elementos, acessamos o verdadeiro significado de integridade. Nos tornamos um com nós mesmos. Nos tornamos inteiros. Na verdade, não nos tornamos nada. Apenas ativamos a liberdade de simplesmente ser. Há pouco tempo, ouvi de um cliente de mentoria: "Agora eu sinto que estou vivo de verdade". Esse é o poder do propósito.

Os sete elementos do método que você está prestes a conhecer são: talentos, valores, paixões, visão, mensagem, legado e práticas. Ao longo do livro, você conhecerá cada um deles mais de perto e terá a oportunidade de realizar exercícios que foram criados com a intenção de te inspirar a clarificá-los. Os sete elementos são interdepentes e complementares. Se encaixam como peças de um quebra-cabeça, formando uma visão macro do nosso propósito autêntico. Aqui, é importante lembrar que não precisamos nos apegar a uma imagem já formada.

Nosso propósito é evolutivo e vai ganhando novas camadas a partir da expansão da nossa consciência. Como em um quebra-cabeça, cada peça tem sua função. Nenhuma peça pode ser deixada para trás nem ser desconsiderada. É a integração dinâmica dos sete elementos que nos permite desenvolver a verdadeira integridade. É um caminho para que possamos expressar o que nascemos para expressar com liberdade, amor e leveza. E, claro, é apenas um caminho que eu tenho a honra de compartilhar com você, de coração aberto. Não é o único. E muito menos o melhor caminho. É apenas uma estrada sugerida. Quem sabe, ela pode fazer tanto sentido pra você como fez pra mim e centenas das pessoas incríveis que pude guiar.

Este livro não foi criado para te impor uma verdade, mas, sim, para te apoiar a despertar para a sua própria verdade, que inclusive pode ser completamente diferente da que eu defendo aqui. E eu vou adorar te ouvir e compreender a sua visão para que possamos evoluir juntos.

Quando vivemos este nível de integridade que mencionei, cada dia passa a ser uma oportunidade magnífica de servir e desfrutar da nossa própria existência de dentro pra fora.

Naturalmente, conseguimos nos conectar mais profundamente com as pessoas ao nosso redor. Passamos a cultivar relacionamentos pautados em valores e ideais. Despertamos para o desejo de pertencer a comunidades que compartilham das nossas crenças e visão de mundo. Com frequência, eu ouço de alunos: "Kiko, parece que eu finalmente encontrei minha tribo!". Assim, cada vez que o sol nasce, somos convidados a evoluir e servir. Despertamos para um nível de conexão mais visceral com o universo e o divino.

Por falar em universo, acredito que ele celebra com alegria sempre que um ser humano vive seu propósito autêntico e honra aquilo que foi desenhado para realizar, sabe? E como em um sinal de gratidão, portas se abrem, percepções de sincronicidades se tornam mais frequentes, e os problemas passam a ter um significado diferente. Parece que o mundo começa a conspirar e construir pontes para você poder fazer o que você nasceu para fazer. Quando você protege o seu propósito, o seu propósito também te protege.

Eu sinto que o universo, Deus, o divino, como você quiser chamar, faz de tudo para impulsionar quem atende ao seu chamado. Tudo começa a fluir de maneira mais natural e orgânica. Você passa a ter uma força invisível como grande aliada da sua jornada. Você pode estar pensando que estou falando de uma vida utópica e fantasiosa, mas a verdade é que esse nível de alinhamento é possível. Mais do que possível, sinto que é um direito de todo ser humano. Desejo que todos possam experimentar a sensação de incorporar esses elementos no seu trabalho diário. Por aqui, eu sigo buscando fortalecer essa conexão. É um exercício constante e muito divertido pra mim.

É assim que acredito que deve ser: uma jornada leve, divertida e instigante. Gosto de enxergar o autoconhecimento como um convite e não como uma pressão.

Falar sobre propósito é falar do sentido da vida. E nós, como seres humanos, adoramos falar sobre a vida. Questionar o sentido da nossa existência faz parte da nossa jornada. Viver uma vida sem nos questionarmos significa aceitar a mediocridade e navegar na superficialidade. Mas de superficial a vida não tem nada. A vida é um convite a um mergulho para além dos prazeres efêmeros, que são importantes e têm seu espaço, mas não são suficientes para produzir contentamento verdadeiro. É por isso que o que você tem em mãos é mais do que um livro, é um passaporte para a viagem mais preciosa que um ser humano pode fazer: a viagem para dentro, rumo a uma conexão íntima com o seu propósito autêntico. Definitivamente este livro é apenas um facilitador para que você se aproxime de quem você é. É uma ferramenta para você deixar ir embora o que não faz sentido e permitir que sua natureza floresça para criar algo relevante através da sua vida e carreira.

Agora, vou te contar sobre o futuro utópico que eu visualizo. Só que mais do que apenas te contar, quero te convidar a sonhar comigo, pode ser? Permita-se embarcar nesta experiência. Precisamos resgatar nossa capacidade de sonhar e imaginar. O futuro que eu vejo é um mundo em que cada ser humano é livre para ser quem nasceu para ser. Eu visualizo um mundo em que nós servimos uns aos outros com os nossos talentos de modo desinteressado. Quando fecho os olhos, consigo me transportar para esse mundo. É um espaço em que o maior compromisso das pessoas é com o ser, e não com o ter. É um lugar em que o ter é consequência natural da expressão da alma no trabalho. Sonho com um mundo em que trabalhar significa manifestar nosso amor pelo bem-comum através dos nossos talentos, em contato com as nossas paixões e valores mais elevados. Sim, eu consigo ver claramente uma sociedade em que todas as empresas existem para gerar valor compartilhado, cuidando das pessoas e do planeta do jeito que merecem. Com as lentes da esperança, enxergo uma economia consciente, regida por valores humanos e preenchida por nobres virtudes. Nesse sistema econômico, o lucro será a recompensa pela diferença que cada negócio faz no mundo. E as metas financeiras serão preenchidas por significado e desejo de contribuição.

Com as lentes do amor, eu consigo imaginar uma sociedade em que não estaremos mais separados. Nós teremos vencido esta grande crise de consciência que nos afasta, nos aprisiona e assassina a essência humana. Sim, eu enxergo com todas as minhas células um mundo em que nós viveremos em unidade. Em que teremos finalmente conseguido integrar a dimensão existencial e a dimensão material, construindo uma sintonia magnífica entre o ser e o ter. Se não formos capazes de imaginar, não seremos capazes de construir.

Por isso, te convido a imaginar esse mundo comigo. Feche os olhos e imagine. Sinta o aroma da esperança. Perceba a temperatura do seu corpo. Imagine. Mas, mais do que o imaginar, te convido a construí-lo intencionalmente. De dentro pra fora. E o primeiro passo é atravessar esta porta sublime

QUAL É O PROPÓSITO DESTE LIVRO?

que o universo escancarou para você. Sim, essa é uma porta disfarçada de livro. Te convido a aproximar suas mãos destas palavras e imaginar que está não é uma página, mas, sim, uma maçaneta. É a maçaneta de uma porta que você vai abrir para ir ao encontro do seu tesouro mais precioso: seu propósito existencial.

INTRODUÇÃO
É PRECISO REVOLUCIONAR

> "Viver é a coisa mais rara do mundo.
> A maioria das pessoas apenas existe."
>
> Oscar Wilde[1]

"**O** que você faz da vida?". Em geral, é isso que perguntamos quando conhecemos alguém. E, ao ler essa pergunta, você provavelmente pensou na sua atuação profissional, na qual você ganha dinheiro. Afinal, fomos condicionados a acreditar que a vida se resume a trocar o nosso tempo por um valor monetário que nos permite ter as coisas que queremos e conquistar o tal sucesso – o que nos permitirá ser **alguém** na vida. Só que você não nasceu para ser alguém na vida. Você nasceu para ser **você** na vida!

Durante as palestras e os treinamentos que conduzo, costumo incluir uma atividade interessante: peço a alguém da plateia que me conte o que faz da vida. Na maioria das vezes, a pessoa responde qual é a sua atividade profissional ou menciona o seu cargo: "Eu sou corretor de imóveis" ou "Trabalho com engenharia civil". Depois, eu convido a pessoa a me dizer qual é a diferença que ela faz no mundo por meio da sua profissão. Nesse caso, apenas uma minoria responde de modo consciente. Grande parte se assusta com a pergunta e até mesmo confessa nunca ter parado para pensar na questão.

Isso é reflexo de uma grande crise que vivemos hoje em dia: a crise de significado. Vamos explorá-la em profundidade ao

---

1 WILDE, O. **A alma do homem sob o socialismo**. Porto Alegre: L&PM Pocket, 2003.

longo do livro, mas podemos dizer que ela é, basicamente, resultado da falta de conexão das pessoas com o seu propósito de vida. É o espelho de uma sociedade na qual a maioria das pessoas leva uma vida robótica, mecânica e automatizada, focada apenas em fazer coisas para ter coisas e, assim, "chegar lá" (mesmo sem saber se esse lugar realmente faz sentido para elas).

Motivado pelo desejo de ajudar a mudar essa realidade, tenho me dedicado a construir um mundo mais significativo por meio da Propositologia® (a disciplina que criei para o "estudo do propósito"). O grande objetivo desse movimento é me aprofundar nas pesquisas referentes ao tema propósito, tanto de pessoas como de organizações.

Acredito que não nascemos apenas para ter vidas produtivas. Nascemos para ter vidas significativas. Nas aulas de Biologia na escola, aprendemos que a vida se resume a nascer, crescer, reproduzir e morrer. A vida, porém, vai muito além disso. O computador que estou utilizando para escrever este livro nasceu para ter uma vida produtiva. Quando aperto o botão de ligar, ele liga. Quando aperto o botão de desligar, ele desliga. Você, não. Você nasceu para ter uma vida significativa. E o significado está no sentido.

Neste ponto, é importante já esclarecer a diferença entre sentido e propósito. Sentido diz respeito a uma percepção de significado que antecede o propósito, é algo cognitivo, mental. Já o propósito relaciona-se à maneira como isso se manifesta, a ação em si. Pode-se, então, afirmar que o propósito é o sentido em movimento.

Uma vida significativa é aquela que compreende sua singularidade, seu valor, seu poder, colocando tal valor a serviço de algo maior do que ela mesma. É uma vida que serve a um bem maior. Um bem comum.

Você tem um potencial singular que lhe foi dado. É como uma fonte inesgotável de amor e potência. É abundante. Talvez você acredite que esse presente lhe tenha sido dado por Deus, pela natureza, pelo universo, pela energia superior... ou por qualquer outra crença. Independentemente disso, o seu potencial é inquestionável. Com uma sensibilidade aguçada e muita presença, é possível sentir, inclusive, essa força intensa, potente e pronta para florescer no seu sistema interno, como uma semente que foi plantada no seu nascimento (é algo inevitável), mas só pode ser regada por você. Isto é, ela só pode ser nutrida e gerar frutos a partir da sua atitude consciente. Cabe a você decidir se a semente do seu propósito passará a vida inteira abandonada ou se será valorizada como merece.

Durante a minha jornada, tenho tido a honra de facilitar processos de descoberta de propósito com pessoas de diferentes realidades e empresas de todos os portes, desde microempresas até multinacionais. E me alegra muito dizer que, nos últimos anos, já foram mais de duzentas empresas e cem mil pessoas impactadas por meio desse movimento. Na Cazulo, nossa Academia do Propósito, inspiramos pessoas e empresas a reconhecerem e viverem seus propósitos para, juntos, construirmos um mundo mais humano, consciente e significativo a partir da expressão da razão de ser de cada indivíduo e organização que atendemos.

Nesse processo, a pergunta que mais ouço é: como descobrir meu propósito? Assim, neste livro, o foco é ajudar você a refletir sobre essa pergunta e encontrar suas próprias respostas.

A tendência é que nossa mente busque por um processo estruturado, como uma receita de bolo. Não existe tal receita, mas existem excelentes ingredientes que podem ser considerados. Quando se fala em despertar da consciência e inteligência existencial, o caminho não é linear. Não estamos falando de um trilho. Estamos falando de uma trilha.

O trilho é um caminho mais seguro, rígido, estável e menos arriscado. No trilho, temos um lugar para chegar em um tempo predeterminado – e é justamente esse caminho que muitas pessoas optam por seguir ao longo da vida. Já a trilha é um caminho mais incerto, com diversas possibilidades a serem exploradas e investigadas. Para entrar nela, é preciso coragem e confiança no poder pessoal. Na trilha, somos o que escolhemos ser, somos autênticos. No trilho, somos conduzidos pelos padrões preestabelecidos. Na trilha, somos comandantes das nossas decisões e optamos pelos caminhos que fazem nosso coração vibrar. Portanto, a descoberta do propósito se assemelha mais a uma trilha do que a um trilho.

Será que existe um passo a passo para descobrir o propósito? A verdade é que viver nosso propósito tem muito mais a ver com quem somos do que com seguir uma cartilha. No entanto, existe, sim, um método, uma espécie de guia para essa descoberta.

Tenho dedicado horas a estudos e pesquisas, além de experiências práticas sobre o tema, de modo que posso afirmar que as reflexões e atividades propostas neste livro são capazes de nortear qualquer pessoa em busca de seu propósito. Os exercícios contidos aqui, selecionados de maneira estratégica, são utilizados por mim em workshops e sessões individuais e têm feito a diferença na vida de muitas pessoas.

É fundamental ressaltar, porém, que cada um tem o próprio tempo de florescimento, e é preciso respeitá-lo. Portanto, algumas pessoas poderão ter uma clareza maior do que outras em relação ao seu propósito. É um processo individual e singular. O mais importante é expandir a consciência e impulsionar seu processo de autoconhecimento no seu tempo, no seu ritmo, sem nenhum tipo de pressão ou autocobrança exagerada. O processo de reconexão com o propósito deve ser leve, divertido e natural.

Aliás, cabe salientar que você não "tem de" viver seu propósito. Não deve ser uma imposição, e sim, uma possibilidade a ser considerada. Não é o único, mas certamente é um dos caminhos para uma vida repleta de autenticidade e significado. Afinal, a busca pela autorrealização faz parte da natureza humana.[2]

Tenho certeza de que este livro o ajudará a se aproximar de quem você é de verdade. Será um despertar inspirador para sua razão de ser. Mas nunca se esqueça: tudo aconteça no seu tempo, sem pressão. Não há necessidade de correr. Apenas aproveite cada momento e desfrute dos sentimentos e pensamentos que vão brotar ao longo da experiência.

A partir de agora, vamos seguir uma trilha que pode nos levar a lugares diferentes, desconhecidos e até surpreendentes. Este livro será diferente para cada leitor. Foi pensado para

---

[2] CARDOSO, M. As seis necessidades humanas. **Vida Simples,** Disponível em: https://vidasimples.co/colunistas/autorrealizacao-necessidades-humanas/. Acesso em: 1 set. 2022.

ser uma experiência realmente singular, construída de dentro para fora, por você.

Tenho um conselho para você que talvez, em um primeiro momento, possa parecer estranho: deixe passar uma grande oportunidade. Calma! É uma oportunidade que garanto que vale a pena perder. A de agradar as pessoas que desejam que você seja quem elas esperam, e não quem você é de verdade. Deixe passar essa oportunidade que não é verdadeira para si e comprometa-se nessa viagem rumo ao seu "eu".

E, então, preparado para entrarmos juntos na trilha?

NOSSO PROPÓSITO É EVOLUTIVO E VAI GANHANDO NOVAS CAMADAS A PARTIR DA EXPANSÃO DA NOSSA CONSCIÊNCIA.

Kiko Kislansky

CAPÍTULO 1
A CRISE DE SIGNIFICADO

"O que você faz para viver é o que faz você se sentir vivo?"

Reverb

Pesquisas realizadas pelo Instituto Locomotiva e o Grupo LTM (Loyalty & Trade Management) mostram que 56% dos brasileiros estão insatisfeitos com o seu trabalho[3] e 64% gostariam de trabalhar em áreas diferentes da sua função atual.[4] É muito provável que você conheça várias pessoas que vivem essa realidade frustrante, e talvez até seja uma delas.

Um estudo fantástico nos ajuda a compreender a importância da revolução do propósito na prática. A australiana Bronnie Ware é uma enfermeira que passou muitos anos trabalhando com cuidados paliativos, assim, trabalhou de perto com pacientes em estado terminal. Em 2012, ela escreveu um livro *Antes de partir*, relatando quais são os cinco arrependimentos mais comuns das pessoas antes de morrer.[5] Nas entrevistas

---

[3] GOIS, M. Pesquisa: mais da metade dos brasileiros querem mudar de emprego. **O Globo**, 13 dez. 2017. Disponível em: https://blogs.oglobo.globo.com/ancelmo/post/pesquisa-mais-da-metade-dos-brasileiros-querem-mudar-de-emprego.html. Acesso em: 1 set. 2022.

[4] CASTRO, F,; RODRIGUES, E. Pandemia tira R$247 bi do consumo da classe média no ano, mostra estudo. Disponível em: https://economia.estadao.com.br/noticias/geral,pandemia-tira-r-247-bi-do-consumo-da-classe-media-no-ano-mostra-estudo,70003505403. Acesso em: 1 set. 2022.

[5] WARE, B. **Antes de partir**: os 5 principais arrependimentos que as pessoas têm antes de morrer. São Paulo: Geração Editorial, 2017.

realizadas, Bronnie concluiu que o primeiro arrependimento estava relacionado a viver uma vida desalinhada ao propósito.

"Gostaria de ter tido a coragem de viver uma vida fiel a mim mesmo, e não a vida que os outros esperavam de mim." Esse foi o arrependimento mais comum citado pelos pacientes, o que nos mostra que a humanidade passa por uma assustadora crise de significado. É como se as pessoas se divorciassem de si mesmas, construindo uma relação empobrecida com a própria essência; o que é triste, pois o fluxo natural da vida é um movimento de dentro para fora, e não de fora para dentro. Viver desconectado com o propósito é negar o seu papel primordial e intransferível na humanidade.

Um dia, você também estará no capítulo final da sua vida. A pergunta que quero que você faça a si mesmo agora é: você está disposto a chegar a esse momento com tal arrependimento? Ou está comprometido a ser verdadeiramente quem nasceu para ser? Todos os dias, ganhamos 86.400 segundos na nossa "conta existencial". O quanto você tem honrado isso? O quanto você tem utilizado esse presente para viver de acordo com o que faz seu coração vibrar e para contribuir de maneira singular e valiosa para o mundo?

NÃO PODEMOS TOCAR, CHEIRAR NEM VER O NOSSO PROPÓSITO. MAS ACREDITE: PODEMOS SENTI-LO COM A ALMA.

Kiko Kislansky

A QUESTÃO DA ANSIEDADE

A falta de conexão com o nosso propósito é uma das causas de um dos maiores vilões do século: a ansiedade excessiva.

Uma pesquisa conduzida pelo portal The Sleep Judge, uma organização que ajuda as pessoas a dormirem melhor, realizada com 1.034 indivíduos, concluiu que 81% apresentavam ansiedade elevada no domingo à noite, e isso era mais comum (56%) para aqueles que se sentiam insatisfeitos com o trabalho que começaria na segunda-feira.[6]

Outro estudo, dessa vez publicado pelo American Heart Journal, trouxe um alerta para todos os trabalhadores do mundo. Segundo a pesquisa, que levou oito anos para ser concluída e analisou mais de 156 mil registros de infarto, o maior risco de sofrer ataques cardíacos acontece às segundas-feiras.[7]

Não é difícil pensar em uma explicação para o fato. Imagine a seguinte situação: é noite de domingo, o relógio marca oito horas, e você começa a ouvir aquela musiquinha vinda da televisão que indica o início de determinado programa. É quando bate um certo desespero, e você se dá conta de que seu domingo está acabando e que amanhã é segunda-feira, dia em que trabalhará com algo completamente desconectado do que você nasceu para fazer. Esse cenário é angustiante, pois o

---

[6] SUNDAY scaries: exploring sunday anxiety in America. **The Sleep Judge**, 22 dez. 2021. Disponível em: https://www.thesleepjudge.com/sunday-scaries/. Acesso em: 30 ago. 2022.

[7] RISCO de infarto é maior às segundas-feiras; saiba o motivo. **Instituto de Longevidade MAG**, 2 set. 2019. Disponível em: https://institutodelongevidademag.org/longevidade-e-saude/risco-de-infarto#:~:text=Um%20estudo%20publicado%20pelo%20American,cardíacos%20acontece%20às%20segundas-feiras. Acesso em: 1 set. 2022.

trabalho é a ponte entre os nossos talentos e a sociedade. É a nossa plataforma de expressão de virtudes, algo que está em contato com as nossas paixões e os nossos valores.

É como se às segundas-feiras as pessoas estivessem mais propícias a ficar doentes. É uma patologia existencial perigosa, que afeta silenciosamente o nosso corpo físico, causada por essa desconexão com o nosso propósito.[1]

A SINFONIA GLOBAL ESTÁ DESAFINADA

Ao dividirmos a palavra "universo", nos deparamos com "uni" e "verso". "Uni" nos remete a "um" e "verso" nos remete a "canto". Assim, convido-o a enxergar o universo como um grande canto e, como em toda bela sinfonia, as notas precisam estar afinadas, cumprindo o seu papel no contexto geral. No entanto, hoje em dia, a maioria das pessoas não está sendo a nota que nasceu para ser e, consequentemente, acaba desafinando a sinfonia global.

Viver sintonizado com nosso propósito é a melhor maneira de sintonizarmos com a sinfonia global e contribuirmos para que essa grande canção seja harmônica e completa. Quando alguém decide, mesmo que inconscientemente, levar a vida que não nasceu para ter, está colaborando para o desequilíbrio do ecossistema.

Temos grandes educadores vestindo jalecos brancos nos hospitais. Grandes engenheiras vestidas de professoras de

---

[1] RODRIGUES, A. C. Por que domingo é o dia mais deprê da semana? **Super Interessante**, 24 ago. 2018. Disponível em: https://super.abril.com.br/comportamento/por-que-domingo-e-o-dia-mais-depre-da-semana/. Acesso em: 30 ago. 2022.

Matemática. Grandes artistas usando terno e gravata dentro de escritórios de advocacia. E o que acontece quando as pessoas estão desconectadas do seu propósito? Elas emitem uma vibração de desconexão para o todo e entram em um processo de colapso existencial.

É por isso que eu sonho com um mundo em que cantores estão cantando, enfermeiras estão cuidando, professoras estão ensinando, cientistas estão pesquisando, líderes estão liderando, e cada ser humano está expressando seus dons e virtudes a serviço do que acredita e de quem realmente é.

VIVER UMA VIDA SEM NOS QUESTIONARMOS SIGNIFICA ACEITAR A MEDIOCRIDADE E NAVEGAR NA SUPERFICIALIDADE.

Kiko Kislansky

CAPÍTULO 2

O FINAL DA NOITE DE DOMINGO

Domingo à noite passou a ser um momento de angústia, pois segunda-feira é dia de trabalhar. O despertador toca, mas a cama quente é mais atrativa que o trabalho. A melhor hora do dia é o happy hour; você mal acordou, e já está esperando por ele. Quarta-feira passa a ser dia de celebração, pois já chegou a metade da semana e logo será sexta-feira, véspera do tão sonhado fim de semana, que são dois dias repletos de válvulas de escape.

A rotina de segunda a sexta-feira está inundada de relatórios sem sentido e de metas a serem batidas que não têm nenhum significado. Você sonha em reconhecer seus talentos e colocá-los a serviço do mundo, porém está preso a um sistema frustrante que o estimula a olhar mais para fora do que para dentro, seguindo um padrão predeterminado por alguém com quem você não tem qualquer identificação de valores.

Por um lado, você se conforma com essa realidade; por outro, sabe que está completamente insatisfeito. Talvez você não esteja cansado de trabalhar. Talvez esteja só cansado de trabalhar com algo que não faz o seu coração vibrar.

Você segue se especializando em áreas, colecionando cursos, porém não investe naquilo que nasceu para ser. Provavelmente, se depara com pessoas que trabalham com brilho nos olhos e se pergunta: "Como isso é possível?". Bem, não só é possível, como essa é a sua natureza.

A questão é que quem não vive a essência acaba cedendo para a tendência, o que é uma agressão a nós mesmos. Viver em desconexão com nossa verdade é um ato de violência. Não devemos trocar nosso propósito por qualquer proposta. Viver nosso propósito não deveria ser negociável.

A verdade é que você sabe que está aqui por algo muito maior. Você sabe que a vida pede mais. Você sabe que merece mais. Você quer viver o que realmente ama, mas sente que não conseguirá ganhar dinheiro e sobreviver, ou que as pessoas não vão reconhecê-lo por essa escolha. Tem medo de não ser aceito, medo de ser julgado.

Esses, porém, são apenas medos do seu ego. Acredite: sua alma não tem medo. Ela está travada e retraída, bloqueada pela falta de autenticidade. É nesse terreno fértil que emerge a ansiedade, a tristeza, a angústia, a dor no peito, a falta de ar. São sinais de que a alma está sufocada, tentando alertá-lo de que é hora de ajustar a rota.

Só que você continua mais atento às notificações do celular do que às da sua alma. Segue dezenas de milhares de pessoas nas redes sociais, e se esquece de seguir a própria voz interna. Você sabe que precisa respirar. Reconectar-se. Há uma voz interior que lhe diz: "Você faz parte de algo maior". No núcleo mais íntimo do seu ser, você sente que deve, de uma vez por todas, ser quem nasceu para ser.

Talvez você sinta um vazio, como se a vida estivesse incompleta. Ou se sinta improdutivo. Ou desmotivado. Inseguro. Propósito é sinônimo de utilidade, então, quando estamos desconectados dele, a nossa segurança vai embora. É bem capaz que você também sinta que não se encaixa neste mundo. Mas entenda: talvez isso esteja acontecendo porque você nasceu para ajudar a criar um novo mundo.

VIVENDO OU EXISTINDO?

É provável que você já tenha parado para pensar sobre qual é o sentido da sua vida. Afinal, vivemos um "drama cósmico". Não sabemos de onde viemos nem para onde vamos depois daqui. Mas há um fato indiscutível: não importa a crença, estamos aqui, respirando no planeta Terra. Será que isso basta para viver? Ou há pessoas apenas respirando, e não vivendo?

Há diferença entre existir e viver. Viver está ligado a colocar sua respiração a serviço de algo maior que você, honrando seus dons e talentos únicos. Desse modo, é possível afirmar que há três maneiras de enxergar a vida profissional: a primeira é como um **trabalho**, em que simplesmente trocamos nosso tempo por dinheiro. A segunda é como uma **carreira**, o que já representa uma visão de longo prazo, com um olhar para o futuro. E a terceira é como um **chamado**, que é a expressão do propósito, uma dimensão mais profunda, conectada ao desejo de gerar valor para a sociedade por meio da profissão adotada.

É a visão de chamado que deve ser adotada. Atenda ao seu chamado. O primeiro passo para viver seu propósito é não desprezar a sua verdadeira natureza. Pare de focar a aprovação social, foque a sua autenticidade. Não traia a si mesmo. Não suprima seus talentos e valores. Não anestesie suas paixões. Lembre-se de quem você é.

CAPÍTULO 3
AS RAÍZES DA FALTA DE PROPÓSITO NA HUMANIDADE

Somos formados por um sistema educacional absolutamente desatualizado, programado para imprimir verdades alheias na nossa identidade em vez de nos ajudar a despertar para a nossa própria verdade.

Quando crianças, ouvimos: "Pare de fazer tanta pergunta. É assim porque é." E, desse modo, somos estimulados a deixar de lado a nossa capacidade de questionar a nós mesmos e o mundo, que é um dos nossos maiores tesouros. Quando adolescentes, escutamos: "Você precisa ser alguém na vida", como se ser quem somos não fosse suficiente. A verdade é que você só precisa ser você na vida. Durante o período pré-vestibular, não é raro ver as pessoas falando: "Você precisa vencer na vida". Só que ninguém nos convida a refletir sobre o significado que isso carrega para cada um de nós. E, assim, tornamo-nos um bando de normóticos, buscando vencer na vida sem nem saber o que isso de fato significa. Passamos a ser uma manada de seres robóticos, seguindo o fluxo para "chegar lá". Mas a pergunta que não quer calar é: lá onde?

Na escola, somos avaliados pela nossa dimensão intelectual, em especial, pela nossa capacidade de memorizar – uma habilidade totalmente cognitiva. Não somos avaliados nem reconhecidos por nossas habilidades socioemocionais, e muito menos pela fidelidade à nossa essência. Trata-se de um ambiente regido por um sistema focado no intelecto que despreza tanto a dimensão emocional quanto a existencial. É fácil confirmar isso quando nos lembramos de quem era reconhecido como o melhor aluno da turma nos tempos de colégio: aquele que tirava as melhores notas nas provas ou que tinha a melhor capacidade de memorização dos conteúdos compartilhados por professores. Mas será que esses tipos de alunos também apresentavam comportamentos empáticos, altruístas e colaborativos? Não necessariamente. No entanto, ainda assim eram consideradas "os melhores da turma".

E assim passamos a vida focando muito mais o que fazemos e os resultados que apresentamos do que quem realmente somos. Afinal, o que somos não é tão reconhecido quanto o que fazemos.

DESATUALIZAÇÃO DO SISTEMA ECONÔMICO

O modo como capitalismo é interpretado e conduzido pela grande maioria das empresas e dos consumidores afasta, infelizmente, as pessoas da busca pelo propósito. A falta de consciência dos meandros do sistema econômico é uma das causas da falta de sentido na sociedade. O foco exacerbado no lucro estimula as pessoas a um nível de competição e consumismo que as desconecta da busca por sentido na carreira.

Compreendemos, finalmente, que empreender não é apenas começar um negócio. Ao contrário, é começar uma transformação. Empreender com propósito é, portanto, iniciar um negócio que gera transformação positiva no mundo. Tradicionalmente, negócios são construídos para gerar lucro. Porém, definitivamente, o mercado não precisa de mais negócios que existem apenas para gerar capital financeiro aos seus acionistas. O problema não é focar no lucro, que é importantíssimo e deve ser buscado, o problema

AS RAÍZES DA FALTA DE PROPÓSITO NA HUMANIDADE

é focar apenas no lucro. O dinheiro dos negócios precisa estar à serviço de uma causa. Pense em negócios como organismos vivos, capazes de gerar valor compartilhado e contribuir para elevar a humanidade. Negócios saudáveis podem e devem existir por uma causa além do lucro, pois precisam de sentido e de significado. Negócios sem significado são insignificantes.

Uma parcela enorme da sociedade ainda acredita que o poder para transformar o mundo está no setor público e que o Estado carrega essa responsabilidade. Outra parcela acredita que o terceiro setor é quem detém esse poder e deposita toda sua esperança nas ONGs e em seus voluntários. Poucos sabem e acreditam que o setor privado é de fato um importante instrumento de transformação social. Isso mesmo! Negócios podem e devem ser instrumentos de mudança na sociedade.

Para além disso, o capitalismo é percebido por muitos como um sistema falido, sujo e até mesmo tóxico. A questão que devemos discutir é que o problema não está no capitalismo, o problema está na forma com que a maioria das empresas o pratica. É possível sim praticar um capitalismo mais humano e consciente e, a partir dessa perspectiva, unir lucro com impacto social positivo. Negócios com propósito experimentam benefícios extraordinários como, por exemplo, maior assertividade na tomada de decisões, maior engajamento dos colaboradores, maior capacidade de inovação, maior fidelização e admiração dos clientes. Assim, essas organizações são altamente lucrativas ao mesmo tempo em que se tornam instrumentos para transformação do mundo!

Segundo o livro *Empresas humanizadas*,[9] de Raj Sisodia, David Wolfe e Jag Seth, quando comparamos o desempenho de empresas com a valorização média das ações na bolsa de valores (S&P 500) com as empresas listadas no famoso livro *Good to Great*,[10] de Jim Collins por um período de quinze anos, notamos uma performance dez vezes superior das empresas humanizadas e com propósito. Além disso, segundo uma pesquisa sobre propósito nos negócios da Harvard Business Review, 84% dos executivos acreditam que uma organização com propósito vai além do lucro e consegue também uma performance maior.

O grande segredo para o sucesso é compreender que entre ajudar a mudar o mundo e ganhar dinheiro, podemos ficar com os dois. Inclusive, o lucro é maximizado quando há propósito. E quanto mais lucro conquistado, maior a capacidade de reinvestir no negócio e, consequentemente, maior a capacidade de gerar impacto positivo na realidade ao redor. E é justamente nesse contexto que entra o empreendedorismo com propósito, que deve ser visto como uma possibilidade por todos aqueles quem desejam construir um legado por meio de suas carreiras.

Durante minha trajetória profissional, pude perceber na prática os benefícios de empreender com propósito, seja aplicando esse conceito nos meus negócios ou avaliando os negócios dos clientes que atendo. Por exemplo: uma empresa familiar da área de educação que atendi conseguiu elevar o engajamento dos seus colaboradores de 39% para 85% apenas

---

[9] SETH, J.; SISODIA, R.; WOLFE; D. **Empresas humanizadas**: pessoas, propósito e performance. Rio de Janeiro: Alta Books, 2020.

[10] COLLINS, J. **Good to Great:** Why Some Companies Make the Leap... And Others Don't. New York: Harper Business, 2005.

cinco meses após o reconhecimento do propósito. Outro caso interessante foi o de uma imobiliária que atingiu mais de 25% de crescimento dos resultados após um semestre de engajamento com o propósito definido.

Felizmente o capitalismo tradicional está sendo atualizado por movimentos do bem ao redor do mundo todo, mas esse é um papo para o próximo livro, que falará especialmente sobre negócios com propósito.

Agora, voltando: imagine se todas as empresas com as quais você se relaciona diariamente defendessem uma causa nobre. Imagine como seria o mundo em que vivemos. Agora pergunte-se: dentro deste contexto de mudança que o mundo dos negócios vive, você é vítima ou protagonista?

UMA BÚSSOLA ORIENTADORA

Ao longo da vida, somos encorajados a desenvolver uma série de competências, mas ninguém nos alerta de que não adianta desenvolvê-las se for para navegar na direção errada. É nesse contexto que o propósito ganha tanta importância, servindo-nos de bússola orientadora.

Não adianta ter competências para ficar no lucro se o planeta estiver no prejuízo. Não é isso, porém, que costumamos aprender no início da vida adulta. Imagine como seria o mundo se toda a força produtiva colocasse seus talentos a serviço de resgatar a nossa humanidade em vez de inventar uma nova tecnologia bilionária? Ou ainda se a nova tecnologia bilionária fosse justamente a que nos ajuda a resgatar nossa humanidade?

Dá-se tanto valor à riqueza material, como se ela fosse a única parte da prosperidade. Entretanto, há outros tipos de riquezas muito mais importantes que a relacionado a dinheiro. A riqueza material tem valor e faz parte da equação, porém não preenche a alma por completo. Não adianta ter a conta bancária cheia e o coração vazio. É preciso ter riqueza existencial também.

Reflita, por instantes, sobre a palavra "prosperidade". Perceba quais palavras surgem na sua mente. Talvez você tenha pensado em palavras como "riqueza", "finanças", "dinheiro", "abundância", "fortuna" e "sucesso". No entanto, será que uma pessoa rica financeiramente, mas pobre emocionalmente pode ser considerada próspera? O que torna uma pessoa próspera vai muito além do lucro ou dos bens materiais adquiridos na vida.

Nos principais dicionários, a palavra "prosperidade" está ligada ao senso de abundância. Segundo a Wikipédia, prosperidade refere-se à qualidade ou estado do que é próspero, que por sua vez significa feliz, venturoso, bem-sucedido, afortunado.[11] O fato de o termo "feliz" aparecer leva o conceito de "prosperidade" a outro patamar, considerando uma dimensão mais intangível do ser humano, podendo ser interpretado como seu nível de satisfação, senso de bem-estar e felicidade.

Definir alguém como próspero levando em conta apenas seus bens materiais é limitante, pois há outras cinco

---

[11] PROSPERIDADE. *In:* WIKIPEDIA. 2020. Disponível em: https://pt.wikipedia.org/wiki/Prosperidade. Acesso em: 30 ago. 2022.

dimensões da riqueza a serem consideradas. Batizei esse conceito de "Prosperidade Integral".

- ▶ RIQUEZA EXISTENCIAL: Conexão profunda com o propósito de vida.
- ▶ RIQUEZA RELACIONAL: Rede de apoio com relacionamentos sólidos.
- ▶ RIQUEZA FINANCEIRA: Liberdade financeira para sobreviver com tranquilidade.
- ▶ RIQUEZA MENTAL: Desenvolvimento do intelecto e capacidade de gerir emoções.
- ▶ RIQUEZA FÍSICA: Hábitos saudáveis que promovem bem-estar e qualidade de vida.

O equilíbrio entre essas cinco dimensões e a busca pela abundância de maneira integrada são o que faz do indivíduo alguém próspero

HERESIA DA SEPARATIVIDADE

Segundo a filosofia tibetana, a causa de todo o sofrimento humano é a "heresia da separatividade".[12] Quando conheci esse conceito, por intermédio da professora Lúcia Helena Galvão, percebi que a falta de propósito na sociedade é resultado inevitável da ilusão da separatividade.

Na primeira camada dessa ilusão, existe a separação do eu consigo, representada por pessoas que traem a si mesmas e vivem uma fragmentação extrema de sua personalidade.

---

12 NEVES, B. 'Quais são os valores de uma sociedade que não sabe onde quer chegar?' **Gama**, 24 out. 2021. Disponível em: https://gamarevista.uol.com.br/semana/qual-e-o-seu-proposito/lucia-helena-galvao-proposito-de-vida/. Acesso em: 1 set. 2022.

Pessoas que estão tão distantes de seu eu interior e verdadeiro que sentem a pior das dores: a saudade de si mesmo. Nessa camada, as pessoas acreditam que são crachás e currículos, esquecendo que são almas que transcendem tais rótulos. Aqui, as pessoas vivem uma profunda falta de harmonização existencial, ou seja, estão desalinhadas internamente, e assim se dividem em diversos papéis desconectados entre si. Quem vive a separação da primeira camada trabalha com atividades que não têm conexão com quem elas são de verdade. Aquilo que "fazem" se distancia completamente daquilo que "são". Com essa fragmentação, nasce a infelicidade no trabalho e a desmotivação com a rotina.

Na segunda camada, existe a separação do eu com o outro, com o próximo. Ela é, portanto, resultado da camada anterior. As pessoas, por estarem desconectadas delas mesmas, não conseguem se conectar em um nível mais profundo com o próximo. Existe uma falsa percepção de que existe "nós" (os que acreditam no que eu acredito) e "eles" (os que não acreditam no que eu acredito) e o mundo acaba se dividindo diante dos olhos desses indivíduos, que acabam esquecendo que não existe "nós" e "eles", pois "eles" também são intrinsecamente "nós".

Essa ilusão está totalmente ligada ao paradigma da escassez que reina na sociedade. Fomos programados para pensar que há uma grande escassez, que "não tem para todo mundo" e que, portanto, precisamos "brigar por nossa parte". Essa situação ilusória faz com que as pessoas operem suas vidas com base no medo de perder e não no desejo de servir. O ego se torna hipertrofiado e a busca por poder se instala agressivamente; acabamos esquecendo que o segredo de uma vida de valor é gerar valor para outras vidas. Precisamos resgatar a consciência de abundância e unidade em cada um de nós.

Nessa camada da ilusão da separatividade, reside uma estranha sensação de que somos seres independentes, ou seja, que o que fazemos não afeta o outro e o que o outro faz não nos afeta, pois estamos distantes e divididos. A verdade é que somos todos parte de uma unidade, uma grande teia universal que nos conecta de forma dinâmica e interminável. Nosso propósito é tecer uma ponte que nos conecte com o mundo de dentro para fora. Não somos independentes uns dos outros, somos completamente interdependentes e ligados. Mesmo após a terrível pandemia de covid-19, parece que o mundo ainda não despertou para isso.

Essa desconexão do "eu" com o "próximo" e a falsa sensação de que não estamos interconectados provoca uma série de resultados terríveis. Violência, preconceito e corrupção são apenas alguns dos frutos dessa raiz. Afinal, uma pessoa que não se enxerga no outro e acredita que o próximo não faz parte de si tende a ter mais chances de cometer atos tóxicos e prejudiciais. Uma pessoa que se enxerga no outro não o violenta, pois entende que estaria violentando a si mesmo; uma pessoa que entende que a sociedade faz parte de si mesmo não a rouba, pois estaria roubando a si mesmo. Assim como uma pessoa que se entende como parte de uma unidade com o outro tende a não nutrir uma crença racista ou homofóbica, por exemplo.

Na terceira camada existe um nível ainda mais sério de separatividade. É a separação do eu com a natureza. Aqui, as pessoas acreditam que elas são uma coisa e a natureza é outra, ou seja, que elas não fazem parte do ciclo da natureza. Perceba que na primeira camada a crença é a seguinte: "o que eu faço é diferente do que eu sou". Já na segunda, a crença é: "o outro não faz parte de mim". Na terceira camada, infelizmente, a crença instalada é: "eu não faço parte da natureza". Assim, essas pessoas acabam construindo uma relação pobre com o mundo natural, pautada no desrespeito e na falta de cuidados. Com isso, nasce o desmatamento, a violência animal, as crises climáticas e as diversas catástrofes ambientais. Afinal, se a pessoa não acredita que a natureza faz parte de si e que ela faz parte da natureza, qual seria o sentido de cuidar e preservar? Há uma falsa sensação de que a natureza tem uma capacidade de regeneração infinita, mas a grande verdade é que os recursos naturais estão se esgotando e tendem a se deteriorar com a patologia social chamada de heresia da separatividade.

É fundamental, portanto, que as pessoas despertem para um propósito. A pessoa que vive seu propósito não está separada de si mesma. A pessoa que vive seu propósito tende a servir ao outro de forma consciente e, portanto, enxerga cada um como parte de si mesmo. E ainda mais: uma pessoa que vive seu propósito tende a cuidar da natureza e do planeta terra com mais consciência e intencionalidade.

Perceba que viver nosso propósito significa cuidar de si, do outro e do todo. Se uma pessoa não se sente parte do todo, ela naturalmente não tem interesse em viver seu propósito, pois viver um propósito está ligado a servir ao todo. É por isso que a ilusão da separatividade afeta diretamente tremenda falta de significado na vida e no trabalho.

HIPERVALORIZAÇÃO DA POLARIDADE MASCULINA

Imagine que você só pode escolher uma opção: ser afetivo ou ser efetivo. Difícil, não é mesmo? Isso acontece porque cada uma representa uma polaridade que habita em nós. Independentemente do nosso sexo, gênero ou orientação sexual, todos nós somos compostos por duas grandes energias: a masculina e a feminina.

Esses dois grandes vetores fazem parte da nossa jornada, mas, ao longo da História, a sociedade nos convidou a hipervalorizar o vetor da polaridade masculino e desvalorizar o da polaridade feminina. Temos sido direcionados a competir com foco na efetividade e esquecer o nosso lado mais afetivo e colaborativo. Felizmente, essa realidade está mudando, e estamos despertando para as virtudes naturalmente femininas, construindo uma expressão mais equilibrada das nossas personalidades.

O polo masculino nos convida a ter clareza, foco, disciplina e força na direção dos nossos objetivos, para gerarmos resultados e termos performance. Já o polo feminino nos convida a ter empatia, generosidade, amorosidade e cuidado, para termos leveza e senso de propósito. Quando hipervalorizamos o polo masculino, podemos ter comportamentos indesejáveis, como agressividade, arrogância e até mesmo individualismo. Já quando hipervalorizamos o polo feminino, podemos nos tornar excessivamente carentes, frágeis e inseguros.

Portanto, é fundamental preservarmos o equilíbrio entre os aspectos saudáveis das duas polaridades para que possamos expressar nossa melhor versão para o mundo. Embora tenhamos ouvido que precisamos ser uma coisa ou outra, a verdade é que é justamente a integração das duas que nos permite alcançar a realização pessoal.

A energia do propósito está muito mais conectada ao polo feminino do que ao masculino, pois propósito diz respeito a amar e cuidar do mundo. É por isso que precisamos abraçar a polaridade feminina para que possamos acessar a energia do nosso propósito. Se estivermos focados apenas em sermos efetivos e nos esquecermos da afetividade, nos desconectaremos do desejo natural da nossa alma de servir ao bem comum.

Escolher entre propósito ou performance é quase tão insustentável quanto escolher entre inspirar ou expirar. Uma energia retroalimenta a outra. Precisamos construir esse equilíbrio que não nos é ensinado de modo tão amplo como deveria.

HIPERTROFIA DO EGO

Reflita por um instante sobre esta pergunta: você é um corpo que tem uma alma ou uma alma que tem um corpo?

Compreender que não somos apenas um corpo físico é uma condição básica para expressarmos nosso propósito no mundo. Nós somos uma alma que tem um corpo e um ego. Se você fosse o seu corpo, não teria sonhos, desejo de se conectar com as pessoas ou até mesmo vontade de servir. Seu corpo só precisa de alimento, sono, sexo e outras necessidades fisiológicas. Já o nosso ego precisa de proteção, senso de pertencimento e reconhecimento.

A questão é que a nossa alma também possui necessidades a serem atendidas, e uma delas é o desejo de viver seu propósito de maneira plena, expressando seus dons e talentos a serviço do bem comum. Infelizmente, porém, somos ensinados a dar atenção às necessidades do corpo e do ego, e nos esquecemos dos desejos mais íntimos e profundos da alma. Nenhum dos três deve ser esquecido. Caso contrário, nosso sistema interno entra em desequilíbrio.

Nós temos duas vozes internas. O ego diz: "Você precisa ser aceito; você precisa ser reconhecido". Já a alma diz: "Você nasceu para evoluir, ser autêntico e servir". Que voz você tem alimentado mais?

Lembre-se de que é preciso alimentar a voz da alma, sem se esquecer de atender as necessidades do ego. A alma precisa de um ego saudável para florescer. Pense na alma como a semente, e no ego como o terreno. Se o terreno estiver fértil, a semente floresce. Caso contrário, sua expressão é bloqueada. Portanto, cuide das suas necessidades de sobrevivência, de relacionamento e de autoestima para que não haja um bloqueio na expressão da alma.

O caminho da aprovação social é sedutor, mais fácil e seguro; porém, é insustentável e gera frustração. Já o caminho do propósito exige coragem e capacidade para lidar com a insegurança; mas é sustentável e gera preenchimento.

Por vezes, é necessário colocar as necessidades do ego no "modo mudo" e aumentar o volume da voz da alma.

Desnudar-se das vestimentas e máscaras sociais impostas para assumir nossa verdade é um ato de extrema coragem que representa o ponto de inflexão da nossa jornada como ser humano. O ego quer que você seja melhor do que os outros. A alma quer que você seja melhor para os outros. Atender ao chamado da sua alma é a atitude mais corajosa que você pode ter na vida.

MITOS SOBRE PROPÓSITO

Ao longo dos últimos oito anos de muito estudo e pesquisas, identifiquei crenças limitantes em relação ao propósito e as chamei de "Mitos sobre propósito". Tais mitos são programações mentais que nos afastam de uma vida repleta de sentido e significado. É importante conhecê-los para que não sejamos reféns dessas crenças.

1º Mito: propósito é privilégio para poucos.

Muitos acreditam que poucas pessoas são "privilegiadas" a ponto de ter um propósito de vida. Acreditam que ter um propósito é raro e que está disponível apenas para os superincríveis ou especiais. Afirmam que propósito é apenas para os "adultos-índigo" ou para as "crianças-cristal". Na verdade, o propósito é para todos. Todos nós somos dotados de um propósito maior. Temos o direito de reconhecer nosso propósito e vivê-lo plenamente se assim desejarmos. Lembre-se: não é que você não saiba o seu propósito, você apenas o esqueceu. É como uma espécie de amnésia. Basta relembrar quem você é de verdade.

2º Mito: propósito e dinheiro não combinam.

Outro grande equívoco é pensar que a dimensão material/financeira não pode caminhar lado a lado com o propósito. Muitas pessoas pensam: "Ou eu tenho um propósito, ou eu pago minhas contas". É como se uma dimensão não fosse compatível com a outra. Na verdade, viver seu propósito e conquistar sua liberdade financeira podem e devem caminhar juntos. Inclusive, as chances de conquistar liberdade financeira tendo clareza do seu propósito são maiores.

Da mesma maneira, a sua capacidade de ampliar o impacto do seu propósito no mundo pode aumentar se você tiver liberdade financeira. Afinal, o dinheiro é um recurso que permitirá que você reinvista no desenvolvimento da sua trajetória. Portanto é importante saber que propósito e finanças são absolutamente compatíveis. Uma pessoa que trabalha com algo que não está relacionado ao seu propósito pode acabar deixando para viver apenas no fim de semana ou nas férias, o que gera um sentimento de incompletude e frustração.

É possível perceber essa polaridade no mundo moderno. De um lado, há uma comunidade focada em espiritualidade, em expansão da consciência, levando uma vida baseada no ser. Do outro lado, há a comunidade da performance, com pessoas focadas em bater metas, conquistar bens materiais e potencializar seus resultados econômicos. Acontece que, muitas vezes, as pessoas da comunidade da espiritualidade acabam não conseguindo realizar seus projetos de transformação por não terem recursos financeiros. Da mesma maneira, a comunidade da performance não se sente completa pois, em algum momento, experimenta o vazio existencial, a falta de sentido.

Mas e se pudéssemos aprofundar a espiritualidade sem renunciar à busca pelo recurso financeiro? Afinal, como falei anteriormente, o recurso financeiro nos permitirá expandir nosso impacto. O problema não é querer dinheiro. O problema é desejá-lo acima de tudo.

É possível viver com propósito e ter liberdade financeira. Um elemento não anula o outro; eles se retroalimentam.

3º Mito: propósito é igual a meta ou objetivo.

Muitas pessoas confundem propósito com objetivo ou meta. O objetivo está relacionado ao que queremos alcançar, e o propósito, ao "para que" queremos alcançar. Ou seja, está ligado ao sentido por trás do nosso objetivo, ao que nos move, ao que nos energiza e mobiliza para agir.

Por exemplo: eu tinha um objetivo que era escrever este livro. Uma vez que ele foi terminado, o objetivo foi cumprido. Propósito, porém, não se cumpre, se vive. Ele renasce todos os dias na nossa alma. Não é nosso objetivo em si. É o combustível que nos impulsiona na direção dos nossos objetivos.

==O propósito é a manifestação autêntica da nossa essência a serviço do bem-comum.== Você pode ter um objetivo, mas não ter um propósito; é o seu propósito que o tem. Cabe a você entregar-se a ele.

4º Mito: propósito tem de ser algo "grandioso" e completamente original.

A grandiosidade do nosso propósito está na força da sua intenção, e não na quantidade de pessoas impactadas nem no espaço geográfico explorado. Isso significa que não precisamos ser Martin Luther King, Madre Teresa de Calcutá nem Nelson Mandela para vivermos nosso propósito. Esses foram seres humanos que tiveram um propósito com uma dimensão global, mas isso não é uma regra.

Conheci a história de um senhor no interior da Bahia que tinha como propósito cuidar da sua horta orgânica da melhor maneira possível para alimentar a sua comunidade. E esse propósito é tão nobre quanto um propósito de dimensão global. Devemos compreender que a força do propósito está na qualidade e genuinidade da intenção, e não na quantidade de pessoas nem na área geográfica em que ele está inserido.

Em minhas viagens palestrando pelo Brasil, tenho percebido que algumas pessoas simplesmente não têm o chamado de ampliar seu propósito à nível global. E está tudo bem. Não há certo ou errado. Não há propósito "pequeno" ou "grande". O mais importante é se perguntar se de fato não há um chamado para expandir o propósito em outros níveis ou se é apenas uma crença limitante que está impedindo seus talentos de chegarem a mais pessoas, ou até mesmo uma armadilha inconsciente operando para que você fique na zona de conforto. Se o seu chamado é transformar a realidade da sua família ou da sua comunidade, ele é tão incrível quanto evitar a extinção das baleias jubarte.

Além disso, muitas pessoas acreditam que seu propósito deve ser extremamente único e particular, diferente do de todas as outras pessoas. Bom, nosso propósito será sempre único, afinal somos seres humanos únicos. No entanto, ainda assim, nosso propósito pode ser semelhante ao de outra pessoa – é o que eu chamo de "irmãos de propósito". E isso é incrível, pois a "causa" se expande ainda mais para o mundo.

5º Mito: uma vida com propósito é uma vida isenta de problemas e desafios.

Quem tem um propósito claro é feliz o tempo todo. É o que muitas pessoas pensam. Mas, para falar a verdade, propósito não é sinônimo de felicidade absoluta. Viver com propósito não é nunca cair; é ter uma força imensurável para levantar-se nos momentos de queda.

A vida é como um monitor cardíaco: ora estamos "no alto", ora estamos "lá embaixo". A questão é que, com clareza de sentido, temos um motivo muito forte e claro para superar os momentos desafiadores. É como se tivéssemos um combustível maior na alma, ampliando a nossa resiliência.

Para estudar a relação entre resiliência e propósito, Kendal Bronk, especialista no desenvolvimento de jovens e professora de Psicologia da Claremont Graduate University, conduziu um estudo com um grupo de 217 jovens na Grécia em 2009. A conclusão aponta que, quando sentem um senso de propósito na vida, os jovens demonstram maiores sinais de resiliência, além de menor taxas de depressão, menos aderência ao álcool e maior comprometimento com suas tarefas.[13]

Resiliência, inclusive, é considerada uma das *happiness skills* (habilidades para a felicidade). Essa habilidade corresponde à capacidade de superar desafios e retornar ao estado normal.[14] O propósito, na verdade, nos permite ir além do estado normal, sua força contribui para que retornemos ainda mais fortes, que aprendamos de modo consciente.

Ter clareza do seu propósito não o fará ser "inabalável". Você vai se abalar. Você vai cair, mas terá um combustível para se reerguer. O sofrimento faz parte da vida, porém não devemos cultivá-lo, e a conexão com nosso propósito nos ajuda nisso. Aspectos que nos demandam muita energia psíquica passam a demandar muito menos, pois expandimos a consciência para uma dimensão maior da vida.

6º Mito: posso mudar meu propósito quando eu quiser.

Nosso propósito não é um prato no cardápio de um restaurante, em que simplesmente escolhemos qual mais nos agrada, e cada dia pedimos algo diferente. Podemos materializar nosso propósito de várias maneiras diferentes ao longo da vida, porém a nossa razão de ser está ligada a um sentido

---

[13] ATEN, J.; BRONK, K. C. The impact of human purpose on resiliency. **Psychology Today**, 29 mar. 2021. Disponível em: https://scienceandthebigquestions.com/archives/the-impact-of-human-purpose-on-resiliency/. Acesso em: 2 set. 2022.

[14] OLIVEIRA, C. É tempo de cultivar as Happiness Skills (habilidades para a felicidade). **LinkedIn**, 30 mar. 2020. Disponível em: https://www.linkedin.com/pulse/%C3%A9-tempo-de-cultivar-happiness-skills-habilidades-para-de-oliveira/?originalSubdomain=pt. Acesso em: 30 ago. 2022.

específico. Tal propósito pode se moldar e se adaptar de acordo com as circunstâncias da vida; entretanto, sua essência é única e permanente, faz parte da nossa natureza mais profunda.

Assim como a natureza de um pé de goiaba não muda; a nossa também, não. Tem relação com as nossas raízes, com a nossa ancestralidade. O propósito é como se fosse uma impressão digital da nossa alma. Assim como você não pode mudar sua impressão digital física, não pode mudar a da sua alma.

Resumo dos seis mitos:

1. Propósito é um privilégio para poucos;
2. Propósito e dinheiro não combinam;
3. Propósito é igual a meta ou objetivo;
4. Propósito tem de ser "grandioso" ou totalmente original;
5. Uma vida com propósito é uma vida isenta de problemas;
6. Posso mudar meu propósito quando eu quiser.

A QUESTÃO É QUE QUEM NÃO VIVE A ESSÊNCIA ACABA CEDENDO PARA A TENDÊNCIA, O QUE É UMA AGRESSÃO A NÓS MESMOS. VIVER EM DESCONEXÃO COM NOSSA VERDADE É UM ATO DE VIOLÊNCIA.

Kiko Kislansky

CAPÍTULO 4

(RE) DESCUBRA E VIVA SEU PROPÓSITO

Com frequência, me perguntam: "E esse tal de propósito? Será que é apenas uma moda?". Primeiro, é preciso entender o que é moda. Moda é um uso passageiro que rege, de acordo com o momento, a nossa maneira de viver, vestir etc. Assim, está ligada a algo momentâneo.[15] Portanto, a questão é: será que o propósito é algo momentâneo?

Bem, o termo "propósito" vem sendo discutido em vários âmbitos sociais. Cada vez mais pessoas estão buscando a autorrealização de modo consciente e intencional. Esse tema, porém, não tem nada de novo. Desde os tempos antigos, é discutido em diferentes dimensões.

Aristóteles, um grande filósofo grego, afirmava que a vida feliz acontece a partir do conceito da *eudaimonia*: quando levamos uma vida em que expressamos nossas virtudes para o mundo. O filósofo também declarou que: "Quando nossos talentos encontram as necessidades do mundo, ali está o nosso lugar, o nosso caminho".[16]

Johann Wolfgang von Goethe, poeta alemão, afirmou que: "Uma vida sem propósito é uma morte prematura". Já William Shakespeare, poeta e dramaturgo inglês, disse que: "Todas as graças da mente e do coração se escapam quando o propósito não é forte". Ainda, Pablo Picasso, pintor espanhol, falou que: "O sentido da vida é encontrar o seu dom e compartilhá-lo com o mundo".[17]

---

[15] FERRAZ, A. Editorial: a primeira carta de moda chega em tempos únicos. **Estadão**, 28 mar. 2020. Disponível em: https://cultura.estadao.com.br/noticias/moda,editorial-a-primeira-carta-de-moda-chega-em-tempos-unicos,70003250789. Acesso em: 2 set. 2022.

[16] ARISTÓTELES. **Ética a Nicômaco**. São Paulo: Edipro, 2018.

[17] FRASES sobre propósito. Disponível em: http://lindasfraseslf.blogspot.com/2015/07/frases-sobre-proposito.html. Acesso em: 2 set. 2022.

Seja na economia, na política, na educação, nos negócios ou nos relacionamentos, a questão do propósito é amplamente abordada no século XXI. Revistas nacionais e internacionais como Exame, Você S.A., Harvard Business Review, Forbes, HSM Management e Vida Simples já estamparam esse tema em suas capas nos últimos anos. Alguns dos grandes pensadores da atualidade, como Mario Sergio Cortella e Sri Prem Baba, têm publicado livros sobre "propósito".

Segundo o Google Trends, as buscas pela palavra "propósito" cresceram mais de 300% na última década.[18] Além disso, o pesquisador da Universidade Yale, Gabriel Grant, analisou, com o auxílio de um software de inteligência artificial, a literatura acadêmica e popular de onze países publicada nos últimos duzentos anos e descobriu que, em nenhum outro momento histórico, a expressão "propósito para a vida" apareceu tanto quanto nos mais recentes.[19]

Autores como Martin Seligman,[20] especialista em psicologia positiva e felicidade, e Daniel Pink,[21] especialista em

---

[18] PROPÓSITO. **Google Trends**. Disponível em: https://trends.google.com.br/trends/explore?date=today%205-y&geo=BR&q=propósito. Acesso em: 2 set. 2022.

[19] JUNIOR MATTEDI, E. E se você não souber o seu propósito? **Mundo RH**, 7 nov. 2019. Disponível em: https://www.mundorh.com.br/e-se-voce-nao-souber-o-seu-proposito/. Acesso em: 2 set. 2022.

[20] PSICOLOGIA positiva: a ciência por trás do bem-estar. **Escola Conquer**, 3 jul. 2020. Disponível em: https://escolaconquer.com.br/blog/psicologia-positiva/#:~:text=Martin%20Seligman%20acredita%20que%20o,o%20seu%20propósito%20em%20mente.. Acesso em: 2 set. 2022.

[21] BARBOSA, S. O que nos motiva? Conheça os 3 fatores fundamentais da motivação, segundo especialista. **Na Prática.Org.**, 15 jul. 2019. Disponível em: https://www.napratica.org.br/fatores-fundamentais-para-a-motivacao-daniel-pink/. Acesso em: 2 set. 2022.

comportamento e motivação, já afirmaram em suas teorias que o propósito é uma das bases para uma vida feliz e completa. Sonja Lyubomirsky, pesquisadora da Universidade da Califórnia, afirma que "felicidade é a experiência de contentamento e bem-estar combinada à sensação de que a própria vida possui sentido e vale a pena".[22] Assim, quando temos mais emoções positivas do que negativas e um propósito maior que nós mesmos, ampliamos nossos níveis de felicidade.

Já Napoleon Hill, uma das maiores referências do mundo dos negócios, afirmou que o primeiro princípio para um negócio bem-sucedido é ter um propósito bem definido.[23] Ainda de acordo com estudos de Raj Sisodia, especialista em Capitalismo Consciente, empresas com senso de propósito crescem até dez vezes mais que o restante.[24] Um dos embaixadores da Singularity University, Salim Ismail, pesquisou sobre as organizações que crescem de maneira exponencial no mundo e concluiu que elas têm algo em comum: um propósito massivo transformador (forte desejo de fazer a diferença no mundo por meio da sua

---

[22] PEREIRA, R. Propósito: um diferencial para a felicidade nas organizações do futuro. **Portal Agora Sergipe**. Disponível em: http://www.agorasergipe.com.br/conteudo/sergipe/proposito-um-diferencial-para-a-felicidade-nas-organizacoes-do-futuro. Acesso em: 2 set. 2022.

[23] ROBERTO, T. O que aprendi com a leitura da 2ª lição do livro A Lei do Triunfo de Napoleon Hill. **Administradores**, 3 jan. 2018. Disponível em: https://administradores.com.br/artigos/o-que-aprendi-com-a-leitura-da-2-licao-do-livro-a-lei-do-triunfo-de-napoelon-hill#:~:text=Napoleon%20Hill%20explica%20o%20porquê,a%20consecução%20do%20referido%20propósito". Acesso em: 2 set. 2022.

[24] PACE, L. Empresas com Propósito têm melhores resultados financeiros. **MUDITA**, 24 jul. 2018. Disponível em: https://www.institutomudita.com/blogmudi/empresas-com-proposito-tem-melhores-resultados-financeiros. Acesso em: 2 set. 2022.

existência).[25] No campo da saúde, no último fórum da longevidade, especialistas afirmaram que ter um propósito claro está diretamente ligado ao aumento da expectativa de vida.[26]

Na última década, três fatores influenciaram que se falasse mais sobre propósito.

O primeiro fator está relacionado à tecnologia e ao acesso à informação. O compartilhamento de dados e informações cresce exponencialmente. Centenas de milhões de *tweets*, posts no LinkedIn, fotos no Instagram e mensagens no WhatsApp são compartilhados a cada minuto no mundo, fazendo os assuntos chegarem cada vez mais rápido para todos.

O segundo fator é o aumento do número de pessoas se aproximando do estágio de autorrealização. Quando a expectativa de vida no mundo era 40 anos, não havia sentido em se falar sobre "propósito" – que é algo ligado à construção de um legado. O foco era sobreviver, relacionar-se e, no máximo, ter algum senso de autoestima e relevância. Poucos tinham acesso ao estágio mais avançado da consciência humana, o da autorrealização. Hoje, uma série de disciplinas milenares estão cada vez mais acessíveis, como meditação e yoga, e tem influenciado diretamente o despertar da consciência coletiva. E quanto mais essa consciência social se expande, mais se torna necessária a busca pelo propósito.

---

[25] PROPÓSITO transformador massivo, sua organização tem? **Viver de Ágil**, Disponível em: https://viverdeagil.com.br/proposito-transformador-massivo-sua-organizacao-tem/#:~:text=O%20que%20é%20um%20Propósito,motivo%20pelo%20qual%20cresceram%20tanto. Acesso em: 2 set. 2022.

[26] FÓRUM da Longevidade – resiliência para enfrentar desafios. **SBGG**. Disponível em: https://www.sbgg-sp.com.br/forum-da-longevidade-resiliencia-para-enfrentar-desafios/. Acesso em: 2 set. 2022.

O terceiro fator diz respeito a crise de significado, da qual já falamos no capítulo 1.

PROPÓSITO: UM PILAR ESSENCIAL DA FELICIDADE HUMANA

Talvez a principal busca do ser humano seja a pela felicidade, como bem afirma Tal Ben Shahar, professor da Universidade Harvard: "Felicidade é a nossa moeda última".[27] Ou seja, algo apenas tem valor se o fim for aumentar o nível de felicidade. Assim, é essencial buscarmos compreender qual é a relação entre viver o propósito e ser feliz.

Muito se tem falado sobre felicidade. Tales de Mileto, filósofo grego, afirmou que "é feliz quem tem corpo são e forte, boa sorte e alma bem formada"; já Platão, também filósofo grego, declarou que "exercendo a virtude e a justiça se obtém a felicidade".[28] Atualmente, o filósofo, sociólogo e escritor Frédéric Lenoir declara em seu livro *Sobre a felicidade*: "Ser feliz é aprender a escolher seu caminho, profissão, amigos, lazeres, modo de viver e amar. Felicidade envolve escolher valores nos quais basear sua vida".[29]

---

[27] BEN-SHAHAR, T. Happiness as the ultimate currency. **Kripalu**. Disponível em: https://kripalu.org/resources/happiness-ultimate-currency. Acesso em 2 set. 2022.

[28] OLIVIERI, A. Filosofia e felicidade - o que é ser feliz segundo os grandes filósofos do passado e do presente. **UOL**. Disponível em: https://educacao.uol.com.br/disciplinas/filosofia/filosofia-e-felicidade-o-que-e-ser-feliz-segundo-os-grandes-filosofos-do-passado-e-do-presente.htm. Acesso em: 2 set. 2022.

[29] LENOIR, F. **Sobre a felicidade**: uma viagem filosófica. Rio de Janeiro: Objetiva, 2016.

(RE)DESCUBRA E VIVA SEU PROPÓSITO

Em meio a tantos conceitos, é possível identificar algo em comum: a ideia de que ser feliz é perceber que os dias valem a pena serem vividos. Que a vida vale a pena por si só. E para que isso ocorra, o propósito precisa "entrar em campo". Afinal, vivê-lo é perceber que você está aqui por algo maior. É entender que a vida não é apenas para pagar boletos, bater metas e conquistar o carro do ano. A vida é e precisa ser muito mais. O propósito, então, funciona como uma energia que movimenta e traz sentido. É a força motriz para que a rotina diária seja cumprida. É a potência para desvendar o novo. Propósito é o seu modo de entregar amor ao mundo ou, se preferir, a sua maneira de servir.

Não é à toa que muitas teorias afirmam que ter um propósito é um dos pilares para que você seja mais feliz. Uma delas é proposta pela já citada professora Sonja Lyubomirsky, que afirma que "a felicidade é uma experiência de contentamento e bem-estar, combinado a uma sensação de que a própria vida possui sentido e vale a pena".[30] Esse "sentido" está ligado a ter um propósito. Assim, este serve como um alicerce para atingir uma vida plena.

Há ainda a teoria criada pelo também já citado Martin Seligman: PERMA, que foi desenvolvida para explorar o potencial humano e ajudar as pessoas a atingirem o bem-estar e a felicidade. PERMA é um acrônimo em inglês (*positive emotions, engagement,*

---

[30] RIVETTI, R. Existe felicidade no trabalho? Ou viveremos esperando pelas sextas e feriados? **Reconnect**, 2 set. 2020. Disponível em: https://www.reconnecthappinessatwork.com/post/existe-felicidade-no-trabalho#:~:text=Segundo%20a%20PdD%20de%20Stanford,podemos%20ser%20felizes%20no%20trabalho%3F. Acesso em: 2 set. 2022.

relationships, meaning, accomplishment) formado pela junção de cinco elementos responsáveis pelo bem-estar: emoção positiva, engajamento, sentido, relacionamentos positivos e realização.[31]

Há também a SPIRE, desenvolvida por Tal Ben-Shahar. Essa teoria afirma que, para atingirmos a felicidade, é preciso desenvolver cinco dimensões: espiritual, física, intelectual, relacional e emocional.[32] O propósito compõe o elemento espiritual, que nada tem a ver com religião e, sim, com o fato de você enxergar além da matéria.

PROPÓSITO E ECONOMIA

O Brasil é considerado pela Organização das Nações Unidas (ONU) a décima maior economia do mundo.[33] Por outro lado, é o 38º país mais feliz do mundo, segundo o Relatório Anual da Felicidade realizado em 2022.[34] Embora a população brasileira tenha aumentado seu poder de compra na última década, sua posição no ranking de felicidade se mantém quase o mesmo. Isso significa que o nível de felicidade das pessoas não evoluiu tanto quanto a economia. Inclusive, ouso dizer que existe até

---

[31] MADESON, M. Seligman's PERMA+ Model Explained: A Theory of Wellbeing. **Positive Psychology**, 24 fev. 2017. Disponível em: https://positivepsychology.com/perma-model/. Acesso em 30 ago. 2022.

[32] BUENO, H. Os cinco elementos da felicidade. **Veja SP**, 8 mai. 2022. Disponível em: https://vejasp.abril.com.br/coluna/felicidade/os-cinco-elementos-da-felicidade/. Acesso em: 2 set. 2022.

[33] MOTA, M. Brasil retorna ao grupo das 10 maiores economias do mundo. **O Globo**, 24 jun. 2022. Disponível em: https://oglobo.globo.com/economia/noticia/2022/06/brasil-retorna-ao-grupo-das-10-maiores-economias-do-mundo.ghtml. Acesso em: 30 ago. 2022.

[34] Bloom, L. B. Finlândia é o país mais feliz do mundo; Brasil é o 38º em ranking. **Forbes**, 19 mar. 2022. Disponível em: https://forbes.com.br/forbeslife/2022/03/finlandia-e-o-pais-mais-feliz-do-mundo-brasil-e-o-38o-em-ranking/. Acesso em 30 ago. 2022.

um movimento oposto: o desejo desenfreado pelo capital está afetando o bem-estar das pessoas.

A verdade é que nem todo país rico é feliz. Não há uma relação direta entre riqueza e felicidade. Portanto, o PIB (Produto Interno Bruto) deve ser considerado, mas não se deve deixar de levar em conta o bem-estar humano como um indicador do progresso de um país. Precisamos de novos indicadores para medir o sucesso de um país, e o FIB (Felicidade Interna Bruta) é uma possibilidade. O governo do Butão já utiliza o indicador, e esse país asiático localizado ao Sul da China tornou-se referência nas políticas públicas de bem-estar social que levam em conta a felicidade dos cidadãos. O Butão é pioneiro na implementação deste modelo, e hoje já recebe apoio da ONU para potencializar seus resultados.[35]

Decerto, a evolução da economia nos permite ter mais qualidade de vida, o que influencia o nosso bem-estar. Porém é preciso olhar para além da economia. Qual o preço que a vida na Terra paga por um sistema que favorece o progresso da economia enquanto retrocede emocional ou espiritualmente? Temos de refletir não sobre como construir uma sociedade antropocêntrica (o homem no centro), mas biocêntrica (a vida no centro) – termo relacionado à Biofilia, popularizado por Edward Osborne Wilson. Biofilia significa "amor à vida".[36] E o que isso tem a ver com propósito? Tudo. Propósito diz respeito a colocar a vida no centro.

---

[35] ONU aprova resolução que proclama 20 de março como o Dia Internacional da Felicidade. **APCD**, 20 mar. 2017. Disponível em: https://www.apcd.org.br/index.php/noticias/795/em-foco/20-03-2017/onu-aprova-resolucao-que-proclama-20-de-marco-como-o-dia-internacional-da-felicidade. Acesso em: 2 set. 2022.

[36] DESMISTIFICANDO conceitos: o que é a Biofilia? **Plenae**, 16 mar. 2021. Disponível em: https://plenae.com/para-inspirar/desmistificando-conceitos-o-que-e-a-biofilia/#:~:text=Foi%200%20que%20fez%200,atenção%20para%20as%20coisas%20vivas.". Acesso em: 2 set. 2022.

VIVER O SEU PROPÓSITO É UM ATO DE AMOR PELO MUNDO.

Kiko Kislansky

A CIÊNCIA DO PROPÓSITO

O tema propósito, como já vimos, proliferou-se nos mais diversos campos, inclusive na ciência. Nesse contexto, ela tem ajudado a comprovar que o altruísmo (agir desinteressadamente pelo bem dos outros) faz parte do DNA humano. O documentário francês *A revolução do altruísmo*[37] mostra uma série de pesquisas feitas por psicólogos, neurocientistas, economistas e até biólogos, que demonstram que a cooperação faz parte da nossa essência.

Nas últimas décadas, o significado na vida emergiu como uma questão importante nas pesquisas médicas, especialmente diante de uma população em processo de envelhecimento. "Muitos pensam sobre o sentido e o propósito da vida de uma perspectiva filosófica, mas o significado na vida está associado a uma melhor saúde, bem-estar e talvez longevidade", disse Dilip V. Jeste, neuropsiquiatra estadunidense. Ainda segundo ele: "Aqueles que encontraram um sentido na vida são mais felizes e saudáveis do que aqueles sem ele".[38]

Um estudo, publicado no Journal of Clinical Psychiatry,[39] concluiu que a presença de sentido na vida está associada a um me-

---

[37] A REVOLUÇÃO do altruísmo. Direção: Sylvie Gilman e Thierry de Lestrade. França: Via Decoouvertes, 2015. Documentário (1h31min).

[38] VOCÊ já encontrou o sentido da vida? A resposta determina sua saúde e bem-estar. **Diário da Saúde**. Disponível em: https://www.diariodasaude.com.br/news.php?article=quem-encontrou-sentido-vida-tem-melhor-saude-bem-estar&id=13864. Acesso em: 2 set. 2022.

[39] GLETTE, G. Descobrir o sentido da vida pode determinar saúde e longevidade, segundo cientistas. **Hypeness**, 15 dez. 2019. Disponível em: https://www.hypeness.com.br/2019/12/descobrir-o-sentido-da-vida-pode-determinar-saude-e-longevidade-segundo-cientistas/. Acesso em: 2 set. 2019.

lhor bem-estar físico e mental, enquanto a busca por significado na vida pode estar associada a um pior bem-estar mental e cognitivo, o que influencia diretamente a longevidade das pessoas.

Outro estudo, conduzido por pesquisadores de três universidades das universidades College London, Princeton e Stony Brook, realizado com 9.050 ingleses com idade média de 65 anos, descobriu que pessoas com propósito tinham 30% menos chances de morrer do que as demais. "Nossas emoções são moduladas pelo sistema nervoso autônomo que, por sua vez, atua no sistema imunológico e assim sucessivamente", explica o médico Rafael de Negreiros Botan, oncologista clínico do Instituto de Câncer de Brasília (ICB). Além de ser eficiente na prevenção de doenças, ter um propósito também é fator-chave para quem precisa enfrentar uma doença grave. É mais frequente que pacientes que já iniciam o tratamento sem quaisquer perspectivas de vida fiquem mais desmotivados e tenham a tendência de abandoná-lo do que aqueles que acreditam que ainda têm uma missão a cumprir. Botan também afirma que: "Ter um motivo para acordar todos os dias de manhã e seguir em frente com orgulho e satisfação a vida que se leva parece ser uma nova modalidade de terapia para a alma e, consequentemente, para o corpo".[40]

Uma pesquisa recente publicada por pesquisadores da Universidade de Northwestern[41] aponta que ter um bom motivo

---

[40] SOUZA, M. Ter um propósito de vida faz você viver mais e melhor. E a ciência comprova. UOL, 11 jul. 2017. Disponível em: https://noticias.uol.com.br/saude/ultimas-noticias/redacao/2017/07/11/ter-um-proposito-de-vida-faz-voce-viver-mais-e-melhor-a-ciencia.htm. Acesso em: 2 set. 2022.

[41] *Ibidem.*

para acordar todos os dias melhora a qualidade do sono e os hábitos noturnos. Para o estudo, mais de oitocentas pessoas entre 60 e 80 anos responderam questionários sobre seu sono e suas motivações na vida. De acordo com os resultados, pessoas satisfeitas com seus propósitos de vida relataram menos casos de apneia e insônia.

Para finalizar, de acordo com um estudo da Universidade da Califórnia, publicado na edição de dezembro de 2019 da Revista de Psiquiatria Clínica dos EUA, existe uma relação direta entre a descoberta do propósito e a melhoria da saúde física e mental. Para a realização da pesquisa, foi aplicado questionários para 1.042 adultos estadunidenses com idade entre 21 e 100 anos. Nele, os participantes deveriam avaliar, em uma escala, o quanto se identificavam com perguntas específicas sobre propósito de vida.[42]

Os resultados indicaram que há correlação entre a descoberta do propósito de vida e a construção de uma melhor saúde física e mental. "O campo da medicina está começando a reconhecer que o significado na vida é um fator clinicamente relevante, que pode ser direcionado para melhorar o bem-estar e o funcionamento dos pacientes", disse Awais Aftab, um dos pesquisadores.[43]

---

[42] GAGLIONI, C. Como dar propósito à vida melhora a saúde, segundo este estudo. **Nexo**, 15 dez. 2019. Disponível em: https://www.nexojornal.com.br/expresso/2019/12/15/Como-dar-propósito-à-vida-melhora-a-saúde-segundo-este-estudo. Acesso em: 2 set. 2022.

[43] ALVES, W. Encontrar um propósito na vida influencia a saúde e o bem-estar. **Maturi**, 25 jun. 2020. Disponível em: https://www.maturi.com.br/saude/encontrar-um-proposito-na-vida-influencia-a-saude-e-o-bem-estar/#:~:text="O%20campo%20da%20medicina%20está,%2C%20co-autor%20do%20artigo. Acesso em: 2 set. 2022.

Durante muito tempo, o propósito foi uma questão apenas discutida por filósofos, espiritualistas ou psicólogos. Mas, nos últimos tempos, a ciência tem dedicado tempo, investimento e energia para estudar e comprovar os impactos do propósito em várias áreas da vida, como saúde, relacionamento e, até mesmo, negócios.

O impacto do propósito na saúde

Será que o propósito impacta na saúde? Segundo pesquisa publicada na PNAS,[44] uma revista da National Academy of Sciences (NAS), quando as pessoas sentem que as coisas que fazem na vida valem a pena, que impactam positivamente seus relacionamentos e engajamento social, prosperidade econômica, saúde mental e física, isso contribui para o bem-estar subsequente e o florescimento humano em idades mais avançadas.

Isso não ocorre apenas em uma idade mais avançada. Estudos publicados no Journal of Psychosomatic Medicine concluíram que indivíduos que não encontraram uma razão de existir (propósito) têm maior risco de mortalidade de maneira geral (não relacionado à idade).[45] Ainda, o propósito de vida pode diminuir o risco de infartos cerebrais, especi-

---

[44] STEPTOE, A & FANCOURT, D. Leading a meaningful life at older ages and its relationship with social engagement, prosperity, health, biology, and time use. **PNAS**, vol. 116, n. 4, pp. 1207-1212, 7 jan. 2019. Disponível em: https://www.pnas.org/doi/full/10.1073/pnas.1814723116. Acesso em: 30 ago. 2022.

[45] SONE, T. *et al.* Sense of life worth living (*ikigai*) and mortality in Japan: Ohsaki study. **Psychosoatic Medicine**, vol. 70, n. 6, pp. 709-715, jul. 2008. Disponível em: https://journals.lww.com/psychosomaticmedicine/Abstract/2008/07000/Sense_of_Life_Worth_Living__Ikigai__and_Mortality.12.aspx. Acesso em: 30 ago. 2022.

ficamente infartos lacunares macroscópicos,[46] além de ser uma ferramenta valiosa no tratamento de dependentes de álcool e de substâncias químicas.[47]

O impacto do propósito nas emoções e relações

Em geral, indivíduos com maior significado de vida experimentam menos sofrimento relacionado ao estresse e pensamento negativo repetitivo.[48] Estudos também apontam que o propósito influencia o funcionamento imunológico, os níveis de energia e o otimismo, levando à conclusão de que o propósito afeta diretamente a saúde física e mental.[49]

Em uma pesquisa publicada no National Library of Medicine,[50] os participantes que relataram um forte senso de

---

[46] YU, L. et al. Purpose in life and cerebral infarcts in community – dwelling older people. **Strokeaha**, vol. 46, n. 4, pp. 1071-1076, abr. 2015. Disponível em: https://pubmed.ncbi.nlm.nih.gov/25791714/. Acesso em: 30 ago. 2022.

[47] MARTIN, R. A. et al. Purpose in life predicts treatment outcome among adult cocaine abusers in treatment. **Journal of Substance Abuse Treatments**, vol. 40, n. 2, pp. 183-188, mar. 2011. Disponível em: https://www.ncbi.nlm.nih.gov/pmc/articles/PMC3031725/. Acesso em: 30 ago. 2022.

[48] OSTAFIN, B. D. & PROULX, T. Meaning in life and resilience to stressors. **Anxiety, Stress & Coping**, vol. 33, n. 6, pp. 603-622, 5 ago. 2020. Disponível em: https://www.tandfonline.com/doi/full/10.1080/10615806.2020.1800655. Acesso em: 30 ago. 2022.

[49] MCKNIGHT, P. E. & KASHDAN, T. B. Purpose in life as a system that creates and sustains health and well-being: an integrative, testable theory. **Review of General Psychology**, vol. 13, n. 3, pp. 242-251, 2009. Disponível em: https://citeseerx.ist.psu.edu/viewdoc/download?doi=10.1.1.154.5512&rep=rep1&type=pdf. Acesso em: 30 ago. 2022.

[50] STILLMAN, T. F. et al. Meaning as magnetic force: evidence that meaning in life promotes interpersonal appeal. **Social Psychological and Personality Science**, vol. 2, n. 1, 2011. Disponível em: https://journals.sagepub.com/doi/abs/10.1177/1948550610378382. Acesso em: 30 ago. 2022.

significado na vida (propósito) foram classificados como mais simpáticos, melhores amigos em potencial e parceiros de conversas mais desejáveis. O efeito do significado na vida foi além de várias outras variáveis, incluindo autoestima, felicidade, extroversão e amabilidade.

Por fim, o maior senso de propósito na vida está associado a mais prazer em atividades sexuais, ajustando-se a outros fatores conhecidos que influenciam o bem-estar sexual, e independentemente de fatores demográficos e status de menopausa ou terapia hormonal.[61]

O impacto do propósito na carreira

Para entendermos o impacto do propósito nas carreiras, é preciso voltar um pouco, até os tempos de universidade. Um estudo realizado com universitários analisou a relação entre propósito e garra.[62] Chegaram à conclusão de que ter uma direção de vida impacta a coragem do indivíduo, o que influenciará sua carreira, independentemente se dentro de uma companhia ou como empreendedor.

Nesta mesma linha, já que 75% dos millenials escolherão trabalhar ou fazer negócios com empresas que fazem o bem

---

[61] PRAIRIE, B. A. *et al.* A higher sense of purpose in life is associated with sexual enjoyment in midlife women. **Menopause**, vol. 18, n. 8, pp. 839-844, ago. 2011. Disponível em: https://pubmed.ncbi.nlm.nih.gov/21659908/. Acesso em: 30 ago. 2022.

[62] BRONK, K. C. Persevering with positivity and purpose: an examination of purpose commitment and positive affect as predictors of grit. **Journal of Happiness Studies**, vol. 17, n. 1, nov. 2014. Disponível em: https://www.researchgate.net/publication/280568975_Persevering_with_Positivity_and_Purpose_An_Examination_of_Purpose_Commitment_and_Positive_Affect_as_Predictors_of_Grit. Acesso em: 30 ago. 2022.

no mundo, importante trazermos o seguinte dado: o propósito está relacionado a um nível 64% mais alto de realização na carreira, e a uma probabilidade 54% maior de acreditar que o trabalho tem um impacto positivo.[63]

O impacto do propósito nos negócios

Uma pesquisa publicada pela Torrey Projects[64] afirma que empresas guiadas por propósito e orientadas para todas as partes interessadas (e não apenas para os acionistas) superam o Standard & Poor's 500, um índice composto por 500 ativos cotados nas bolsas de NYSE ou NASDAQ, qualificados de acordo com tamanho de mercado, liquidez e representação de grupo industrial.

Se você ainda tem dúvidas sobre o quanto o propósito impacta o seu negócio, o estudo apresentado no livro *Corporate Culture and Performance*[65] o ajudará com relação a isso. A pesquisa concluiu que empresas com propósito têm resultado doze vezes maiores que o dos concorrentes.

Até mesmo consumidores entram nessa equação: dois terços deles estão dispostos a pagar mais por uma marca com

---

[63] 2020 GLOBAL Marketing Trends: Bringing Authenticity to our Digital Age. **Deloitte**, 2019. Disponível em: https://www2.deloitte.com/content/dam/insights/us/articles/2020-global-marketing-trends/DI_2020%20Global%20Marketing%20Trends.pdf. Acesso em: 30 ago. 2022.

[64] FERRAN, D. J. Ethics + stakeholder focus = greater long-run shareholder profits. **Torrey Project**, 6 abr. 2020. Disponível em: https://www.torreyproject.org/post/ethics-stakeholder-focus-greater-long-run-shareholder-profits. Acesso em: 30 ago. 2022.

[65] KOTTER, J. P. **Corporate culture, and performance**. New York: Free Press, 2011.

um propósito.[56] Além disso, consumidores têm de quatro a seis vezes mais probabilidade de confiar, comprar, defender e proteger companhias que lideram com propósito – 84% deles são mais propensos a comprar seus produtos e 82% a recomendar a marca a amigos e familiares. Aliás, 62% dos adultos querem que as empresas se posicionem quanto a questões sociais, econômicas e ambientais atuais e amplas; foi o que afirmou uma pesquisa da Accenture realizada em 2018.

Adicionado a isso, a Fuse traz que 85% dos consumidores da Geração Z preferem comprar de uma marca que apoia uma causa social em vez de uma que não apoia.[57]

Desenvolver o propósito nas organizações também impacta o resultado dos trabalhadores. É o que afirma a empresa BetterUp. De acordo com seu relatório,[58] os colaboradores orientados a um propósito têm uma produção média anual de 9.100 dólares maior do que aqueles sem propósito. Para cada 10 mil funcionários com um propósito, houve 82 milhões de dólares em ganhos de produtividade e 19,5 mil dias a menos de licença remunerada por ano.

---

[56] CONSUMER goods brands that demonstrate commitment to sustainability outperform. **Nielsen**, 2015. Disponível em: https://www.nielsen.com/eu/en/press-releases/2015/consumer-goods-brands-that-demonstrate-commitment-to-sustainability-outperform/. Acesso em: 30 ago. 2022.

[57] YOUR future consumer's views on social activism and cause marketing and how it differs from what millennials thinks. **Fuse**, out. 2015. Disponível em: https://www.fusemarketing.com/thought-leadership/future-consumers-views-cause-marketing-social-activism/. Acesso em: 30 ago. 2022.

[58] MEANING and purpose at work. **BetterUp**, 2018. Disponível em: https://grow.betterup.com/resources/meaning-and-purpose-report. Acesso em: 30 ago. 2022.

Além disso, colaboradores com propósitos específicos têm 69% menos probabilidade de pedir demissão nos próximos seis meses em comparação com aqueles sem propósito, já que, em locais de trabalho tóxicos, a intenção do funcionário de sair é reduzida em 58% para profissionais que relatam que o que fazem tem algum tipo de significado. Afinal, 90% dos funcionários estão dispostos a trocar uma parte de seus ganhos vitalícios por mais significado no trabalho – estando dispostos a trocar 23% da renda anual por um trabalho significativo.

(RE)DESCOBRINDO SEU PROPÓSITO

No processo de conexão com nosso propósito, não há nada novo a ser descoberto. Precisamos apenas reconhecer quem somos e manifestar isso para o mundo com naturalidade e autenticidade. É uma reconexão com o que já somos, com a nossa verdadeira essência. Assim, (re)descobrir se refere a um despertar de algo que já está dentro de você, só que adormecido. E o processo de autoconhecimento consciente e intencional é a chave para essa mudança.

Vou dar um exemplo. Há uma estação de rádio na sua cidade, mas você não a está ouvindo no momento. Ela está no ar mesmo quando você não está sintonizado a ela. Não a escutar não significa que ela não exista. É a mesma coisa com o propósito. A frequência do propósito está sempre tocando, mas passamos muito tempo sem nos sintonizarmos a ele. Então, nosso papel é calibrar nosso sistema para que estabeleçamos essa conexão.

Nosso propósito supremo é ser nós mesmos. Sem esforço. De maneira fluida e harmônica. Perceba: uma mangueira não precisa se esforçar para servir manga ao mundo. Ela simplesmente é. Sua vida seria muito frustrante se ela desejasse produzir morangos. Assim como essa árvore, precisamos perceber qual é o nosso "fruto" para o mundo, pois servimos a ele com nossos talentos.

VOCÊ É UMA PESSOA "BEM DE VIDA"?

Ser alguém "bem de vida" significa fazer bem o que a gente faz bem. É por isso que o propósito é o nosso maior tesouro. É por meio dele que manifestamos nossa singularidade a serviço do bem-comum, dando sentido à nossa jornada existencial. Uma vida sem significado se torna uma vida insignificante, vazia, pequena, banal, superficial e incompleta.

Há alguns anos, tive a honra de abrir uma palestra de Mario Sergio Cortella em Salvador e jamais vou esquecer uma frase que ele compartilhou conosco: "A vida é curta, mas não precisa ser pequena". Ou seja, precisamos usufruir do presente que é a vida para realizar algo que ilumine nossos dias e o mundo. Quando tomamos a decisão de (re)descobrir e viver nosso propósito, nos alinhamos com a nossa natureza mais profunda e com o fluxo natural do universo.

PRINCÍPIOS DO PROPÓSITO

A seguir, vamos tratar de princípios indispensáveis para a nossa jornada.

1º princípio: viver com propósito é um ato de coragem.

Coragem significa "agir com o coração".[59] Portanto, como poderia alguém viver seu propósito sendo prisioneiro da racionalidade? É preciso que haja uma conexão com uma dimensão mais sútil e profunda da nossa vida: a intuição. Conectados somente ao intelecto, afastamo-nos da conexão com o propósito.

Além disso, é preciso ter coragem para viver nosso propósito, pois esse ainda não é o direcionamento natural majoritário da sociedade atual. Somos programados por influências externas a buscar quem somos no plano material. Assim, muitos buscam demonstrar quem são por meio de suas posses, não de sua essência.

Brené Brown, pesquisadora da Universidade de Houston, nos Estados Unidos, há mais de uma década estuda temas como vulnerabilidade, coragem, vergonha, empatia e, claro, o propósito. Para ela, pessoas com propósito têm a coragem necessária para seguir o que faz sentido tendo como base as suas escolhas, e não o que é esperado delas.[60]

---

[59] ELIAS, M. Coragem é agir com o coração. **Marcelo de Elias**. Disponível em: https://marcelodeelias.com.br/coragem-e-agir-com-o-coracao/. Acesso em: 3 set. 2022.

[60] SCHERER, A. A força do propósito move os negócios e a vida. **Exame**. Disponível em: https://exame.com/revista-exame/a-forca-do-proposito/. Acesso em: 3 set. 2022.

2º princípio: propósito é escolher autenticidade em vez de aprovação social.

Aprendi com um dos meus mentores, o Jonathan Gustin, fundador do Purpose Guide Institute (PGI) da Califórnia, que o mundo vive uma crise de propósito, principalmente porque a maioria de nós opta pela aprovação social em vez de pela autenticidade.

Quando tomamos a decisão de sermos autênticos, aproximamo-nos do nosso propósito. O caminho da autenticidade passa por expressar nossa verdade ao mundo. Como diria o filósofo Luiz Felipe Pondé: "Não haveria a possibilidade de experimentar a felicidade fora da autenticidade".[61]

O caminho da aprovação social é sedutor, conversa com nossos instintos primitivos de sobrevivência e estabilidade. No entanto, nem sempre o melhor caminho é o mais fácil. Inclusive, nosso nascimento foi assim: ao sair da zona de conforto do ventre, cruzamos um caminho desafiador, estreito, contraído, rígido, para alcançarmos a amplitude da vida. Essa é uma das leis naturais. As duas sinalizações estão sempre presentes. De um lado, uma seta aponta para aprovação social e, do outro, aponta para autenticidade. No fim das contas, a escolha é sempre nossa.

---

[61] CORTELLA, Karnal e Pondé lançam livro sobre felicidade. **Fala Universidades**, 8 ago. 2019. Disponível em: https://falauniversidades.com.br/felicidade-cortella-karnal-ponde/. Acesso em: 3 set. 2022.

SE FOCAMOS APENAS NO DESTINO, NOS ESQUECEMOS DO CAMINHO. E O PROPÓSITO SÓ PODE SER SENTIDO E VIVIDO NO AQUI E AGORA.

Kiko Kislansky

História contada na peça teatral A Alma Imoral (escrita pelo Rabino Nilton Bonder)[62]

"Por que estás tão inquieto?", perguntou o discípulo ao Rabino Súcia, ao vê-lo em seus momentos finais de vida.

"Tenho medo", respondeu Súcia.

"Medo de quê, rabino?"

"Medo do Tribunal Celeste."

"Tu? Um homem tão piedoso, cuja vida foi exemplar? Se tu tens medo, imagine nós, cheios de defeitos e imperfeições."

Rabino Súcia, então, diz: "Não temo ser inquerido por não ter sido como o profeta Moisés, não deixei um legado de seu porte. Eu posso me defender dizendo que eu não fui como Moisés porque eu não sou Moisés. Nem temo que me cobrem profecias como as de Maimônides, por eu não ter oferecido ao mundo a qualidade de sua obra e seu talento. Eu posso me defender dizendo que eu não fui como Maimônides porque eu não sou Maimônides. O que me apavora neste momento é que me venham indagar: Súcia, por que não foste Súcia?"

---

[62] ARREPENDIMENTO. **MarcioOkabe**, 5 jan. 2017. Disponível em: https://marciookabe.com.br/desenvolvimento-humano/arrependimento/#:~:text=Se%20tu%20tens%20medo%2C%20imagine,porque%20eu%20não%20sou%20Moisés. Acesso em: 3 set. 2022.

3º princípio: propósito é a sua demonstração de amor pelo mundo.

Outra coisa que Jonathan Gustin me ensinou é que o propósito é uma demonstração de amor pelo mundo. Todos nós somos fonte inesgotável de amor. Todos nós temos talentos únicos e incríveis. E tais talentos não são para nós mesmos. São instrumentos de serviço ao mundo. Ao transformarmos o mundo por meio dos nossos talentos, demonstramos nosso amor pelo mundo.

Nesse contexto, é importante ressaltar que o propósito está mais ligado à compaixão do que à empatia. O neurocientista estadunidense Richard Davidson, presidente do Centro de Investigação de Mentes Saudáveis na Universidade de Wisconsin-Madison,[63] afirma que há uma diferença substancial entre empatia e compaixão. A empatia é a capacidade de sentir o que sentem os demais. A compaixão é um estado superior. É ter o compromisso e as ferramentas para aliviar o sofrimento. Propósito está diretamente ligado à ação, movimento. Portanto, se relaciona com o significado de compaixão.

Podemos também relacionar esse princípio ao significado de generosidade, considerada uma das habilidades para a felicidade. Temos as *hard skills* (habilidades técnicas), *soft skills* (habilidades socioemocionais) e *happiness skills* (habilidades que elevam nosso nível de bem-estar e felicidade). Davidson tem realizado diversos estudos para comprovar a nossa capacidade de elevar níveis de

---

[63] "A BASE de um cérebro saudável é a bondade" – Richard Davidson. **Portal Geledés**, 12 mar. 2018. Disponível em: https://www.geledes.org.br/base-de-um-cerebro-saudavel-e-bondade-richard-davidson/. Acesso em: 3 set. 2022.

felicidade por meio do desenvolvimento de determinadas habilidades. Portanto, quando expressamos nosso amor pelo mundo, estamos concomitantemente expressando amor por nós mesmos.

4º princípio: é o seu propósito que escolhe você.

Durante a nossa vida, fazemos milhões de escolhas. Escolhemos o que vamos comer, que horas vamos levantar da cama, qual caminho vamos percorrer para o trabalho, qual música vamos ouvir, o que vamos falar para as pessoas. Mas há algumas coisas que não escolhemos, e uma delas é o propósito. É ele que nos escolhe, o que torna a jornada muito mais leve. Não há nada a ser criado ou escolhido.

Assim, percebemos que é impossível encontrar nosso propósito, pois nosso propósito já nos encontrou. Precisamos apenas reconhecê-lo – ou (re)descobri-lo.

5º princípio: o propósito está sempre presente, basta sintonizar-se com ele.

Assim como a frequência de uma rádio, a frequência do propósito está sempre presente. Por mais que não estejamos escutando a rádio, sabemos que a frequência está ali. Da mesma maneira acontece com o propósito. A frequência dele está sempre presente dentro de nós.

Este livro é justamente um convite para que você se sintonize com essa vibração. Não precisamos criar uma frequência nova, temos apenas de nos conectar com a que já existe e que já faz parte da nossa essência.

6º princípio: propósito não tem a ver com o destino, mas com a jornada.

Viver com propósito está muito mais a desfrutar do caminho do que a focar apenas no destino. Colocamos nossos talentos à serviço do que acreditamos e, assim, colhemos benefícios incríveis durante o percurso. Se focamos apenas no destino, nos esquecemos do caminho. E o propósito só pode ser sentido e vivido no aqui e agora.

Nesse contexto, é importante compreender a relação entre propósito e presença. Não costumamos focar o tempo presente. Segundo a Organização Mundial da Saúde (OMS), 18,6 milhões de brasileiros convivem com o transtorno de ansiedade, fazendo do Brasil o país mais ansioso do mundo.[64] A OMS afirma também que a tendência é de que a depressão seja a doença mais comum do mundo até 2030.[65] Somente quando estamos presentes é possível experimentar uma conexão real e consciente.

É como o poeta Fernando Pessoa disse: "Às vezes oiço passar o vento; e acho que só para ouvir o vento passar vale a pena ter nascido".[66] Presença diz respeito a esse

---

[64] BRASIL é o país mais ansioso do mundo, segundo a OMS. **Exame**, 5 jun. 2019. Disponível em: https://exame.com/ciencia/brasil-e-o-pais-mais-ansioso-do-mundo-segundo-a-oms/. Acesso em: 3 set. 2022.

[65] DEPRESSÃO é uma doença? Entenda porque, como prevenir e tratar. **Conexa Saúde**, 7 fev. 2022. Disponível em: https://www.conexasaude.com.br/blog/depressao-e-a-doenca-do-seculo/. Acesso em: 3 set. 2022.

[66] PESSOA, F. A espantosa realidade das coisas. *In*: PESSOA, F. **Poemas inconjuntos**. Lisboa: Ática, 1946. p. 1. Disponível em: http://www.dominiopublico.gov.br/download/texto/pe000003.pdf. Acesso em: 3 set. 2022.

sentimento de contemplação consciente. Por isso, práticas como meditação e auto-observação costumam estar ligadas ao autoconhecimento.[67] Nas minhas mentorias e consultorias, sempre sugiro essas práticas para maximizar os resultados dos meus clientes. Além de ter realizado cursos na área, eu mesmo pratico meditação regularmente, e é maravilhoso ver que o quanto minha conexão comigo mesmo ampliou.

7º princípio: Propósito não é ser visto, é servir.

O propósito está ligado diretamente ao ato de servir, contribuir, somar, gerar valor, fazer a diferença. Assim, não se relaciona com "como seremos vistos", e sim com "como vamos servir". O desejo de ser visto é fruto do ego. O desejo de servir é fruto da alma. Propósito é fruto da alma.

Nas minhas palestras, costumo apresentar um slide com a seguinte frase: "Não se trata de ser o melhor do mundo, mas de ser o melhor para o mundo". Aprendi isso com Richard Barrett, criador do conceito dos sete níveis de consciência.[68]

RESUMO DOS SETE PRINCÍPIOS:

---

[67] ARAÚJO, A. O estresse, a ansiedade e a meditação. onde tudo isso se encontra? **Mundo Mindfulness**. Disponível em: https://mundomindfulness.com.br/voce-tambem-pode-meditar/. Acesso em: 3 set. 2022.

[68] CASSIMIRO, W. Richard Barrett Series |3 of 3| – Leaders of the future. Espresso3, 2

1.	Viver com propósito é um ato de coragem.
2.	Propósito é escolher autenticidade em vez de aprovação social.
3.	Propósito é a sua demonstração de amor pelo mundo.
4.	É o seu propósito que escolhe você.
5.	O propósito está sempre presente, basta sintonizar-se com ele.
6.	Propósito não tem a ver com o destino, mas com a jornada.
7.	Propósito não é ser visto, é servir.

O CÍRCULO VIRTUOSO DO PROPÓSITO

> "Não busque a felicidade fora, mas, sim, dentro de você; caso contrário nunca a encontrará."
>
> **Epicteto**[69]

Há um padrão a ser levado em consideração por todos aqueles que decidem ter uma vida verdadeiramente significativa. Tal padrão é um círculo virtuoso composto por três ações: ser, evoluir e servir. A seguir, detalho cada um deles.

---

nov. 2017. Disponível em: https://espresso3.com.br/richard-barrett-series-3-of-3-leaders-of-the-future/. Acesso em: 3 set. 2022.

[69] EPICTETO. Não busque a felicidade fora, mas sim. **Pensador**. Disponível em: https://www.pensador.com/frase/MjQwOQ/. Acesso em: 3 set. 2022.

Ser

Esse estágio diz respeito ao reconhecimento da nossa essência. É o momento em que acessamos nosso mundo interior e passamos bons momentos com nós mesmos. A viagem para dentro passa a ser mais importante que a viagem para fora. É nele que vivenciamos a percepção plena da nossa autenticidade; que reconhecemos nossos valores, crenças, talentos e virtudes. Nossa identidade de alma. Nossas raízes mais profundas. Nossa singularidade. Aquilo que nos torna únicos e incríveis. Aqui está o nosso DNA muito além da biologia. Nessa etapa, percebemos que somos diamantes maravilhosos, de alto valor agregado e com muita energia vital. Inevitavelmente, ampliamos nossa autopercepção, nossa autovalorização, e observamos uma fonte inesgotável de amor em cada uma das nossas células.

Evoluir

O segundo estágio está ligado à lapidação do diamante que percebemos ser na etapa anterior. Aqui, começamos a limpar as interferências para que nossa essência se manifeste em toda a sua pureza. Nessa etapa, identificamos e superamos nossas crenças limitantes, medos e sabotadores internos; abrimos mão de desejos superficiais e valorizamos o que de fato importa dentro de nós. É aqui que adotamos uma postura apreciativa e, como consequência, elevamos nossa autoconfiança e percepção de valor próprio; e que percebemos que nossos talentos são extraordinários, e que o mundo tem muito a ganhar com eles. Por isso, nós os tratamos com prioridade e iniciamos um relacionamento intenso com cada um desses talentos. São eles que passam a se interconectar e a ganhar força. É nesse estágio que percebemos o poder que todas as nossas virtudes têm juntas e canalizamos energia para torná-las cada vez mais vigorosas.

Servir

O terceiro estágio é uma jornada do ego para a alma. Aqui, começamos a desapegar do "eu" e a nos colocar a serviço do "nós". Entregamos conscientemente nosso valor ao mundo, fazendo a diferença por meio da nossa luz. É aqui que nossa essência se manifesta com precisão e naturalidade. Nesse estágio, a vida deixa de focar o "brilhar" e passa a focar o "iluminar" de maneira desinteressada. É quando passamos a identificar as dores e os desafios sociais que nossas habilidades são capazes de amenizar. É nesse momento que começamos a oferecer os nossos frutos ao mundo de modo intencional e consciente. Afinal, estamos conscientes do sabor e da nutrição que eles podem oferecer a quem os colher.

Nessa etapa, temos a convicção de que nossa essência está servindo diretamente a uma necessidade da humanidade, e isso retroalimenta o primeiro estágio: ser. Quando percebemos nossa utilidade, quando temos clareza sobre quem somos se expande, e sentimos desejo por lapidar nossos talentos, nós nos fortalecemos ainda mais. Todos os estágios se retroalimentam, e o círculo se torna infinito. A gratidão toma conta do peito, e a autorrealização se faz presente.

OS 7 ESTÁGIOS DO PROPÓSITO

> "O que temos dentro de nós é o essencial para a felicidade humana."
>
> Arthur Schopenhauer[70]

Costumamos desejar sistematizar e fragmentar processos para ampliar nossa compreensão sobre eles. Considerando isso, com base em minha experiência e estudos nos quais me aprofundei, desenvolvi uma estrutura capaz de nos orientar quanto ao caminho percorrido na descoberta, integração e prática do propósito. Chamei esse método de **Os 7 Estágios do Propósito**. São eles: conscientizar, querer, decidir, investigar, descobrir, viver e inspirar.

É importante salientar que cada indivíduo vive esses estágios em tempos diferentes da vida e em intervalos distintos. Você, por exemplo, pode levar dez anos para vivenciar os sete estágios; enquanto o seu vizinho pode passar a vida inteira sem sequer viver o primeiro.

---

[70] SCHOPENHAUER, A. O que temos dentro de nós é o. **Pensador**. Disponível em: https://www.pensador.com/frase/MTI2NDE/#:~:text=Arthur%20Schopenhauer-,O%20que%20temos%20dentro%20de%20nós,essencial%20para%20a%20felicidade%20humana. Acesso em: 3 set. 2022.

Você não será melhor nem pior que o vizinho por se perceber em um estágio diferente. ==Cada pessoa viverá a própria jornada, e essa é uma das belezas do processo de autoconhecimento.==

O mais importante é se questionar: em qual estágio estou neste momento? E em qual estágio desejo viver a minha vida daqui em diante? Para ajudá-lo a responder a essas perguntas, vamos juntos explorar o significado de cada um deles.

- **Conscientizar:** o primeiro estágio começa quando o indivíduo se conscientiza de que existe um propósito maior na vida e de que a sua existência vai muito além do que aprendeu na aula de biologia: nascer, crescer, reproduzir e morrer. Percebe, ainda, que a vida transcende a conquista de bens materiais, o pagamento de boletos e a espera do #sextou para estar feliz. Aqui, fica claro que muitas vezes se vive uma felicidade efêmera, em que o "fazer" e o "ter" são mais relevantes do que o "ser";
- **Querer:** o segundo estágio começa quando o indivíduo, além de estar consciente da possibilidade de uma vida com significado, ativa o desejo de levar uma vida guiada por um propósito maior. Ele tem a clareza de que existe uma razão de ser e, mais que isso, desperta para realmente querer identificá-la;
- **Decidir:** o terceiro estágio começa quando o indivíduo, além de querer, decide buscar a conexão com seu propósito. Ele se compromete de verdade com a sua trilha interior e inicia a jornada de autoconhecimento de modo

consciente. Muitas pessoas querem, mas poucas realmente decidem por isso. Há uma diferença grande, pois o querer, por si só, pode manter você apenas no campo abstrato das ideias, sem partir para a prática da investigação do propósito. A decisão, por outro lado, vem acompanhada de comprometimento e, assim, o indivíduo pode deixar o campo da intenção e entrar no campo da ação;

▶ **Investigar:** o quarto estágio começa quando o indivíduo de fato inicia o processo de autoinvestigação consciente a fim de estabelecer a conexão com o seu propósito. A ação é direcionada para auto-observação diária, o que lhe permite compreender os elementos que compõem seu propósito de vida: visão, valores, essência, talentos, paixões, legado e mensagem. Mais adiante, no capítulo 9, aprofundaremos esse tópico por meio de atividades que auxiliam a identificação desses elementos;

▶ **Descobrir:** o quinto estágio começa quando o indivíduo desperta para o seu propósito por meio da investigação e, assim, percebe um significado profundo na sua existência. Nessa etapa, existe a consciência de qual é o propósito, mas ele ainda não foi materializado em ações práticas – talvez por ainda não haver a coragem necessária para assumi-lo frente à sociedade. Não raro, o indivíduo pode se perceber preso nesse estágio devido às interferências e imposições sociais que o estimulam a manter-se em padrões preestabelecidos e sustentar o *status quo*;

- **Viver:** o sexto estágio começa quando a pessoa aceita e integra o propósito ao seu sistema de crenças e, consequentemente, de comportamentos. O indivíduo vive o seu propósito de modo consciente e assume sua autenticidade, colocando seus talentos a serviço do mundo, a serviço da diferença que deseja fazer nele. A pessoa que está nessa etapa começa a vivenciar benefícios incríveis, como: mais motivação, engajamento, entusiasmo, alegria, produtividade e brilho nos olhos;
- **Inspirar:** o sétimo estágio acontece quando o propósito já faz parte da vida do indivíduo de maneira tão natural que os comportamentos passam a ser quase inconscientes. Não existe mais separação entre o indivíduo e o seu propósito, ambos se tornam uma unidade. A pessoa se transforma em instrumento de inspiração por meio do exemplo, para que outras possam também experimentar e ter uma vida significativa.

O DIAGRAMA DO PROPÓSITO

Para que manifestemos a nossa singularidade a serviço do bem comum, precisamos construir um alinhamento entre os sete elementos que compõem o nosso propósito de vida. Cada elemento funciona como a peça de um quebra-cabeça.

Visando melhor compreensão, apresento a seguir o diagrama do propósito e a descrição de cada uma das peças.

Modelo Kislansky Propósito de Vida

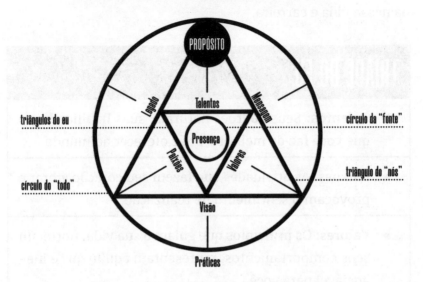

Observe com atenção o diagrama. Tudo começa no círculo central, que representa a capacidade de estar presente no aqui e agora. Somente assim é possível acessar as respostas referentes a cada um dos elementos que compõem o propósito.

Após o círculo central, na próxima camada do diagrama, de dentro para fora, está localizado o triângulo referente à "tríade do eu". Esse triângulo representa três grandes elementos: nossos talentos, nossos valores e nossas paixões. Portanto, ao exercitarmos a presença, podemos estabelecer uma conexão mais profunda com tais elementos.

Na camada seguinte do diagrama, há a "tríade do nós", representando outros três grandes elementos: nossa visão, nossa mensagem e nosso legado. Enquanto a "tríade do eu" está ligada aos elementos mais íntimos, a "tríade do nós" está ligada aos elementos que nos conectam com o todo.

Na última camada do diagrama, estão as "práticas", que representam a materialização de todos os outros elementos na nossa vida e carreira.

TRÍADE DO EU

- **Talentos:** Seus padrões naturais, suas habilidades, o que você faz de melhor e pode oferecer ao mundo.
- **Paixões:** As atividades que fazem seu coração vibrar e provocam o sentimento de realização.
- **Valores:** Os princípios que guiam a sua vida, norteiam seus comportamentos, representam aquilo que é inegociável para você.

TRÍADE DO NÓS

- **Mensagem:** A mensagem que você veio propagar para o mundo por meio da sua existência.
- **Legado:** Como você será lembrado no futuro. O que o torna imortal. O resultado do seu propósito.
- **Visão:** Sua visão de futuro para a humanidade, o mundo em que você gostaria de viver.
- Elemento de ação.
- **Práticas:** Os meios pelos quais você materializa seu propósito. São as maneiras que você encontrou para expressá-lo no mundo.

UMA VIDA SEM SIGNIFICADO SE TORNA UMA VIDA INSIGNIFICANTE, VAZIA, PEQUENA, BANAL, SUPERFICIAL E INCOMPLETA.

Kiko Kislansky

CAPÍTULO 5

VALORIZE SEUS TALENTOS

Já vimos que nossos talentos são um presente para o mundo. Por meio deles, podemos fazer a diferença e gerar valor compartilhado. Assim, entender nossos talentos é um dos grandes pilares para compreendermos o nosso propósito.

Os talentos são uma força que temos, uma espécie de superpoder. É importante cultivarmos uma relação positiva com eles. E, apenas quando nos tornamos admiradores de nós mesmos, isso é possível.

Infelizmente, somos mais estimulados a reconhecer nossos pontos fracos do que os fortes. É como se estivéssemos programados para enxergar a nós mesmos e aos outros com a lente da depreciação. Desde a época da escola, o foco está em identificar e corrigir nossas fraquezas. Quando tiramos nota baixa em uma matéria, mesmo tendo tirado notas altas em todas as outras, nosso foco se volta para o que precisamos fazer para corrigir essa "fraqueza". Depois, no mercado de trabalho, continuamos investigando nossos pontos fracos e somos provocados a criar planos de desenvolvimento para torná-los fortes.

Em vez disso, deveríamos focar nas áreas mais fortes, pois é nelas que reside nosso maior potencial – é o que explica o Instituto Gallup, que estudou milhões de pessoas ao redor do mundo e chegou a conclusões incríveis sobre o desenvolvimento humano.

A neurociência trabalha com um conceito chamado *negative bias* (viés negativo, em português), que comprova que o nosso cérebro tem uma tendência a guardar mais as memórias negativas do que as positivas – ação ligada ao nosso instinto de sobrevivência e autodefesa.[11] Por exemplo, pode ser que você lembre onde estava quando soube da tragédia do 11 de setembro, mas não lembre o que comeu na última quarta-feira.

No livro *O cérebro de Buda*,[12] o neurocientista Rick Hanson fala sobre a origem do caráter evolutivo do viés da negatividade. Para Hanson, o viés da negatividade é consequência da evolução humana e que vem desde os nossos antepassados, que precisaram aprender a tomar decisões inteligentes em situações de alto risco.

Muitos pensam que talento é jogar futebol como o Neymar ou cantar como o Roberto Carlos e, por isso, acreditam que não possuem talento. Na verdade, os talentos humanos são fantásticos e estão muito mais presentes na sua vida do que você pode imaginar. Por exemplo: ter a capacidade de olhar alguém nos olhos e se colocar no lugar dessa pessoa é um grande talento. Resolver problemas complexos de maneira simples e eficiente é também um enorme talento. Assim como ter ideias criativas e inovadoras. E ainda transformar pensamentos em palavras por meio da comunicação.

Um dos pesquisadores que admiro muito trata desse assunto. Donald O. Clifton, coautor do livro *Descubra seus*

---

[11] O VIÉS da negatividade segundo a ciência. **A mente é maravilhosa**, 19 maio 2020. Disponível em: https://amenteemaravilhosa.com.br/vies-da-negatividade/. Acesso em: 4 set. 2022.

[12] HANSON, R. **O cérebro de Buda**: neurociência prática para a felicidade. São Paulo: Alaúde, 2012.

pontos fortes,[n] é criador da ferramenta StrengthFinder – que nos permite identificar nossos talentos por meio de um teste. Esse teste fez uma grande diferença na minha vida e, por isso, gostaria de convidá-lo a fazê-lo também.

Aponte a câmera do seu celular para o QR Code ao lado e tenha acesso ao teste.

De acordo com Donald O. Clifton, talentos são: "maneiras naturais de pensar, sentir e agir".[14] E quando investimos em nossos talentos (adquirindo conhecimento e técnicas), podemos transformá-los em pontos fortes. Pontos fortes nos permitem ter alta performance de modo consistente; é justamente neles que está a nossa maior fonte de energia, nosso potencial de desenvolvimento e de realização pessoal.

Caso você opte por fazer o teste citado há pouco, escreva a seguir o resultado (seus top 5 talentos).

---

[73] BUKINGHAM, M.; CLIFTON, D. O. **Descubra seus pontos fortes**: um programa revolucionário que mostra como desenvolver seus talentos especiais e os das pessoas que você lidera. Rio de Janeiro: Sextante, 2017.

[74] APRENDA sobre a ciência do CliftonStrengths. **Gallup**. Disponível em: https://www.gallup.com/cliftonstrengths/pt/253799/ciência%20do%20cliftonstrength-.aspx. Acesso em: 4 set. 2022.

1

2

3

4

5

EXERCÍCIO: PESQUISANDO SEUS TALENTOS

Nesta atividade, faça as três seguintes perguntas para no mínimo dez pessoas próximas a você. Se desejar, utilize alguma ferramenta de pesquisa digital, como o Google Forms ou o TypeForm. Você também pode enviar via mensagem no celular ou até mesmo ligar para as pessoas. O importante é conseguir as respostas.

1. Quais você acredita que são meus três principais talentos?
2. Que atividades você acredita que eu executo com excelência?
3. Sobre o que você me pediria conselhos?

Após coletar todas as respostas, analise os principais padrões que apareceram e anote as cinco palavras que mais chamaram a sua atenção.

1	
2	

3	
4	
5	

Agora, para cada uma das habilidades que você acabou de escrever, descreva a seguir um momento em que você percebe que tal palavra esteve presente na sua vida.

TALENTO	MOMENTO
1	
2	
3	
4	
5	

EXERCÍCIO: RESPOSTAS INTUITIVAS

Responda às seguintes perguntas, sem racionalizar muito nem filtrar as respostas. Deixe o coração falar.

Desde criança, você tinha facilidade para fazer o quê? No que você já dava sinais de talento? (Se possível, pergunte à sua família.)

VALORIZE SEUS TALENTOS

Se você fosse convocado para oferecer apenas uma habilidade sua para mudar o mundo, qual você escolheria?

Que atividade faz você se sentir invencível/imparável?

EXERCÍCIO: REVISITANDO CONQUISTAS

Chegou o momento de pensar em três conquistas/realizações que você experimentou na sua vida. Momentos em que você estava em estado de *flow*, com muita energia e um sentimento grande de preenchimento e orgulho. No meu caso, eu poderia dizer: a noite de lançamento do meu primeiro livro, o dia de inauguração da Euzaria ao lado de Zé Pimenta (meu primeiro negócio consciente) e o dia em que palestrei para 1,2 mil servidores públicos ao lado do prefeito de Salvador.

Na coluna da esquerda, descreva a situação vivida. Na coluna da direita, cite uma habilidade que você acredita que fez a diferença para tal conquista.

CONQUISTA	TALENTO PRESENTE

EXERCÍCIO: SUPERPODERES

Imagine que você é um super-herói (ou uma super-heroína) e acabou de receber uma carta da ONU com a seguinte declaração: "Você foi convocado(a) para utilizar seus superpoderes para salvar o mundo de uma grande crise social. Envie-nos seu nome heroico e quais são os três principais talentos que você pretende usar para melhorar a sociedade".

Qual seria o seu nome de super-herói ou super-heroína?

___

Qual seriam seus três principais superpoderes?

1. 1. (EXEMPLO: CAPACIDADE DE INSPIRAR PESSOAS A AGIR)

2. (EXEMPLO: HABILIDADE DE PLANEJAR PROJETOS DE MANEIRA ESTRUTURADA)

3. (EXEMPLO: CAPACIDADE DE SE COLOCAR NO LUGAR DO OUTRO E AJUDÁ-LO DE MODO GENUÍNO)

NÃO ESPERE TER AUTOCONFIANÇA PARA AGIR. AJA PARA TER AUTOCONFIANÇA.

Kiko Kislansky

CAPÍTULO 6
HONRE SEUS VALORES

Nossos valores estão ligados às nossas crenças, guiam nossas decisões e orientam nossos comportamentos. Por meio deles, tomamos atitudes que nos aproximam da nossa visão. Alguns exemplos de valores são: justiça, igualdade, coragem, altruísmo, colaboração.

Além de descobrir e expressar nossos talentos, precisamos compreender e honrar nossos valores, assim como as ações que nos aproximam do nosso propósito autêntico. Nossos valores são princípios que norteiam nossas atitudes e decisões sociais e profissionais. O propósito está ligado ao nosso impacto no mundo e resulta de nossos comportamentos e atitudes que, por sua vez, são fruto dos nossos valores e crenças. Nesse sentido, investigar e honrar nossos valores de modo pleno é absolutamente essencial para estarmos em verdadeira conexão com o que nos move.

Quando reconhecemos e desenhamos uma carreira pautada naquilo que acreditamos, vivendo em um ambiente que nos permite estar em contato com nossas crenças e valores diariamente, tendemos a ter um campo mais fértil para a expressão dos nossos talentos. Entenda: não adianta compreender nossos talentos se não formos fiéis aos nossos valores, pois haverá uma interferência na manifestação desses talentos no mundo. Vou dar um exemplo pessoal: tenho três grandes talentos. O primeiro é minha capacidade criativa, o segundo é minha capacidade de comunicação e o terceiro é a minha capacidade de incentivar o potencial das outras pessoas. E, dentre os meus valores, há um muito forte: a liberdade. Meus talentos não funcionariam tão bem se eu estivesse em um ambiente que não me oferecesse liberdade para cultivá-los. Lembro-me muito bem quando trabalhava em um escritório de publicidade aos 20 anos, com horários regrados e pautas muito engessadas. Minha produtividade era baixíssima. Depois, quando pude trabalhar como coordenador regional em uma consultoria educacional, a liberdade geográfica e de tempo favoreceram minha performance. Eu estava em contato com meus talentos em um ambiente que me permitia viver plenamente a liberdade.

Os valores de cada pessoa, sejam os meus ou os seus, estão ligados ao que realmente é importante para cada um de nós. Eles representam o que é inegociável. Renunciar a eles significa prejudicar a expressão do seu propósito no mundo. Quando nos afastamos do que realmente é importante para nós, perdemos também uma parte de nós mesmos. É por isso que compreender seus valores lhe permitirá reconhecer seu propósito de acordo com o que realmente é significativo para você, e isso guiará suas atitudes com mais congruência para ampliar seu impacto no mundo. Seus valores são as raízes das suas escolhas e comportamentos que servirão ao bem-comum, e eles fazem parte da composição básica do nosso propósito de vida.

EXERCÍCIO 6.1

Para esta atividade, vamos utilizar uma ferramenta gratuita elaborada por Richard Barrett. Ela está disponível no QR Code nesta página.

Aponte a câmera do seu celular para o QR Code ao lado e tenha acesso ao teste.

EXERCÍCIO 6.2

Este é o momento de refletir sobre as crenças que sustentam seus valores e suas atitudes. Primeiro, selecione cinco valores da sua lista e pergunte-se: qual é a crença que está por trás desse valor? No que você acredita? Em seguida, pense em uma atitude sua que foi fruto dessa combinação de valor e crença.

Perceba que este exercício também aparece no resultado da sua Avaliação de Valores do Richard Barrett. Portanto, você pode seguir as mesmas recomendações do exercício proposto no resultado que você recebeu e apenas transcrevê-lo para o quadro a seguir.

VALOR	CRENÇA	ATITUDE
COLABORAÇÃO.	ACREDITO QUE JUNTOS SOMOS MAIS FORTES.	FAÇO PARCERIAS COM PESSOAS COM TALENTOS COMPLEMENTARES AOS MEUS.

CAPÍTULO 7

CONECTE-SE COM SUAS PAIXÕES

> "Deixe-se ser silenciosamente levado pela estranha atração daquilo que você ama de verdade. Você não vai se perder."
>
> Rumi[75]

Paixões são as atividades – ou áreas de interesse – que nos permitem colocar nosso propósito em prática. Perceba que você não escolhe suas paixões. São elas que o escolhem. É semelhante a quando nos apaixonamos por alguém e não restam dúvidas. Nosso coração vibra. Nossa alma fala.

Viver nossa paixão é mergulhar em uma jornada incrível, que Joseph Campbell chama de a "experiência de estarmos vivos, de modo que nossas experiências no plano físico tenham ressonância no interior do nosso ser e de nossa realidade última, e que realmente sintamos o arrebatamento de estarmos vivos".[76]

Quando exercemos uma atividade que amamos, nós nos integramos a ela, tornando-nos um só com ela. O "ser" e o "fazer" se fundem. Naturalmente, entramos em contato com

---

[75] EDITORA SEXTANTE. "Deixe-se ser silenciosamente levado pela estranha atração daquilo que você ama de verdade. Você não vai se perder". 7 mar. 2018. **Twitter: Sextante.** Disponível em: https://twitter.com/sextante/status/971354792944529408. Acesso em: 4 set. 2022.

[76] CAMPBELL, J. **O poder do mito.** São Paulo: Palas Atena, 2014.

o momento presente, e temos um sentimento profundo de satisfação e prazer.

O jornalista e professor Clóvis de Barros Filho costuma dizer: "Você sabe quando encontrou a felicidade quando vive um momento que não quer que acabe".[17] Quando estamos em contato com nossas paixões, não queremos que acabe, pois nos faz muito bem. Luiz Felipe Pondé, em seu livro *Felicidade – modos de usar*,[18] ao lado de Cortella e Karnal, afirma que: "A felicidade está intimamente associada a você poder viver paixões, portanto está ligada à coragem".

Conheço muito casos de pessoas incríveis que assumiram suas paixões e que trabalham com alma. Uma delas é Luciano Weber. Quando estava quase se formando em Direito, ele trabalhava como assessor de contratos e licitações. Tudo estava encaminhado, do jeito que a sociedade nos ensina: Luciano estava prestes a conquistar um excelente diploma e um emprego que lhe dava segurança. No entanto, ele sentia que faltava algo. Faltava brilho nos olhos. Faltava sentido. Faltava entusiasmo. Nada daquilo fazia o seu coração vibrar.

Durante um processo de autoconhecimento, por meio de cursos, livros e vivências, Luciano despertou para o desejo de contribuir com a autorrealização das pessoas. Ele sentia um forte chamado para ser um instrumento de cura e desenvolvimento humano. Com muita coragem e determinação,

---

[17] BARROS FILHO, C. Você sabe que encontrou a felicidade. **Pensador**. Disponível em: https://www.pensador.com/frase/MTQ3MjUyMA/. Acesso em: 4 set. 2022.

[18] CORTELLA, M. S.; KARNAL, L.; PONDÉ, L. F. **Felicidade – modos de usar**: um debate entre três grandes pensadores sobre o que nos faz feliz. São Paulo: Planeta, 2019.

abriu mão de toda a segurança e estabilidade para mergulhar em uma viagem transformadora na Índia ao lado de um amigo, o Lucas.

Naquele momento, Luciano vivia uma encruzilhada: de um lado, uma seta apontava para a segurança e para a aprovação social. Do outro, apontava para um caminho autêntico e significativo. Com muita convicção, ele fez aquela que talvez tenha sito a melhor decisão da sua vida: optou pelo caminho da autenticidade. Seguiu o coração e iniciou uma trilha profunda de autoconhecimento e desenvolvimento. Formou-se como terapeuta ayurvédico, professor internacional de yoga, terapeuta tântrico e hoje é uma grande referência em sua área. É uma pessoa completamente realizada e que vive seu propósito de maneira plena – além de ser muito bem remunerado por isso. Ele já impactou milhares de vidas por meio do seu talento. Agora, pense: e se ele tivesse optado pela aprovação social? Que perda seria não só para o próprio Luciano, mas para todos aqueles que foram impactados por ele!

É importante dizer que não vamos viver nossas paixões o tempo todo. Para que possamos vivê-las plenamente, precisamos estar dispostos a "pagar o preço" e realizar certas atividades que não amamos, mas que são necessárias. Por exemplo: eu não gosto de fazer análises e projeções financeiras, não faz parte das minhas paixões. No entanto, é uma atividade necessária, uma vez que sou gestor da minha empresa, e o pilar financeiro é fundamental para que eu possa realizar as outras atividades que fazem meu coração vibrar.

Perceba: estamos falando de atividades que nos permitem ser remunerados, profissionais. Isso, porém, não exclui o valor dos hobbies na nossa vida. Afinal, eles são tão importantes quanto as atividades remuneradas, pois nos trazem prazer e alegria. Eu, por exemplo, adoro estar em contato com a natureza, jogar futebol e cozinhar. Não ganho dinheiro com nenhuma dessas coisas, mas todas têm grande importância na minha vida.

Quando trabalhamos com as nossas paixões, amamos as segundas-feiras. Trabalhamos com alma. Os gregos têm uma palavra que representa bem isso: *meraki*. *Meraki* significa colocar alma e amor no que se faz.[79] No meu caso, sou apaixonado por empreendedorismo, desenvolvimento humano, escrever livros, oratória, palestras e treinamentos, por aprender... e tudo isso está presente na maneira como materializo meu propósito. Essas são as paixões (áreas de interesse/atividades) que me permitem expressar meu propósito.

---

[79] ROCHA, G. Meraki Jurídico na sua vida #GustavoRochaemEssência. **GustavoRocha.com,** 31 out. 2017. Disponível em: https://gustavorochacom.com.br/2017/10/31/meraki-na-sua-vida-gustavorochaemessencia/. Acesso em: 4 set. 2022.

EXERCÍCIO 7.1: AUTOINVESTIGAÇÃO

Quais atividades remuneradas fazem seu coração vibrar e seus olhos brilharem?

_____
_____
_____
_____
_____
_____
_____

Quais atividades o fazem perder a noção do tempo?

_____
_____
_____
_____
_____
_____
_____

Quais atividades você realizaria se o dinheiro não existisse?

___

___

___

___

___

___

___

___

Em qual sessão da livraria você gosta de passar mais tempo?

___

___

___

___

___

___

___

___

CONECTE-SE COM SUAS PAIXÕES

Quais assuntos naturalmente prendem sua atenção e o fazem querer saber mais?

_____
_____
_____
_____
_____
_____
_____

Em quais momentos você se sente mais realizado?

_____
_____
_____
_____
_____
_____
_____

EXERCÍCIO 7.2: LÍDERES QUE O INSPIRAM

Que tal refletir sobre quem são as pessoas que mais o inspiram? Compreender isso pode ser uma excelente maneira de se conectar com o seu propósito. Afinal, aquilo que admiramos diz muito sobre quem somos.

LÍDER/MENTOR	O QUE O INSPIRA NESSA PESSOA
1.	
2.	
3.	
4.	
5.	

CONECTE-SE COM SUAS PAIXÕES

Agora, pergunte-se: existe um padrão em todas as pessoas listadas? O que mais chamou a sua atenção nesta atividade?

_____
_____
_____
_____
_____
_____
_____
_____
_____
_____
_____
_____
_____
_____
_____

CAPÍTULO 8
CLARIFIQUE SUA VISÃO UTÓPICA

"A melhor maneira de prever o futuro é criá-lo."

Peter Drucker[80]

Neste capítulo, vamos praticar a sua visualização do seu mundo ideal. Sua visão futura de mundo. Afinal, viver o propósito significa agir na direção de um mundo melhor. E cada um de nós tem uma visão única do que seria um mundo melhor. Essa visão está conectada ao nosso chamado interior. Tem relação com o mundo que nos toca, inquieta, mobiliza e instiga.

Minha visão de mundo, por exemplo, é: "Um mundo mais humano, mais consciente e regido por propósito, onde pessoas e empresas acordam todos os dias para gerar valor compartilhado por meio dos seus talentos". Esse é o meu "mundo ideal", meu "mundo imaginário" ou, até mesmo, meu "mundo utópico". Perceba que esse mundo pode parecer impossível de ser construído, mas é aí que reside um dos segredos do propósito. Como a cada dia, por meio das minhas ações, estarei contribuindo para o mundo se transformar – não vou parar apenas porque tal realidade está distante.

---

[80] PETTER Drucker: "a melhor maneira de prever o futuro é criá-lo". **EBDI**. Disponível em: https://ebdicorp.com.br/peter-drucker-a-melhor-maneira-de-prever-o-futuro-e-cria-lo/. Acesso em: 5 set. 2022.

Outro exemplo é a visão de mundo de Sri Sri Ravi Shankar – líder humanitário e guru espiritual, fundador da instituição Arte de Viver – é: "Um mundo sem estresse e sem violência".[01] Ele está trabalhando para a construção desse mundo há mais de trinta anos, seus cursos estão presentes em mais de cem países, com centenas de milhares de voluntários e milhões de pessoas impactadas positivamente. Ainda assim, ele não conseguirá construir esse mundo durante a sua existência. Porém, por meio dela, o mundo estará muito mais próximo dessa versão.

Pense em Martin Luther King. Durante a sua história, ele tinha uma visão de mundo: "Um mundo com mais igualdade e justiça". Ele o disse com todas as palavras: "Eu tenho um sonho, de que meus quatro filhos viverão um dia em uma nação onde não serão julgados pela cor de sua pele, mas pelo teor de seu caráter". Martin Luther King lutou incansavelmente para construir tal mundo, e suas ações se aproximaram mais um passo nessa direção.[02]

Agora é a sua vez de refletir sobre qual é a sua visão de mundo.

---

[01] SRI Sri Ravi Shankar. **Skoob**. Disponível em: https://www.skoob.com.br/autor/8474-sri-sri-ravi-shankar. Acesso em: 5 set. 2022.

[02] 'EU TENHO um sonho': lembre o lendário discurso de Martin Luther King. **O Globo**, 1 abr. 2018. Disponível em: https://oglobo.globo.com/mundo/eu-tenho-um-sonho-lembre-lendario-discurso-de-martin-luther-king-22543575. Acesso em: 5 set. 2022.

ATIVIDADE 8.1: NUVEM DE PALAVRAS

Utilize o espaço a seguir para escrever dez palavras que representam o mundo que você quer ajudar a construir. Pergunte a si mesmo: "Quais palavras representam a minha visão de mundo?".

ATIVIDADE 8.2: INQUIETAÇÕES

Utilize o espaço a seguir para descrever o que mais o inquieta no mundo. Quais são os problemas/dores do mundo que você gostaria de ajudar a transformar?

Vou ajudá-lo a pensar nisso compartilhando as respostas de alguns clientes que passaram pelo meu programa de mentoria: baixo nível de autoconhecimento da população, falta de acesso à educação, excesso de plástico nos oceanos, desigualdade social, altos níveis de estresse nas empresas.

CLARIFIQUE SUA VISÃO UTÓPICA

Para se aprofundar nesta atividade, acesse o QR CODE para conhecer os 17 objetivos da ONU para transformar o mundo.

Aponte a câmera do seu celular para o QR Code ao lado e tenha acesso ao teste.

Continuando a atividade, a seguir, responda: quais dos problemas citados no quadro anterior mais o mobilizam? Por quê?

_____

_____

_____

_____

_____

_____

_____

_____

_____

_____

ATIVIDADE 8.3: EXPLORANDO MINHA VISÃO

Agora, complete as sentenças abaixo nos quadrantes apresentados.

No mundo que vou ajudar a construir, as pessoas vão se sentir mais...

No mundo que vou ajudar a construir, as pessoas vão se sentir menos...

No mundo que vou ajudar a construir, a sociedade será mais...

ATIVIDADE 8.4: DESCUBRA A SUA CAUSA

Acesse o QR Code para o site descubrasuacausa.com.br, faça a atividade proposta e escreva o resultado a seguir:

Aponte a câmera do seu celular para o QR Code ao lado e tenha acesso ao teste.

Agora, reflita: o que você concluiu ao ver o resultado? Qual é a relação dele com o que você tinha escrito nos exercícios anteriores?

_____
_____
_____
_____
_____
_____
_____
_____
_____
_____
_____
_____
_____
_____

VIVER O PROPÓSITO SIGNIFICA AGIR NA DIREÇÃO DE UM MUNDO MELHOR.

Kiko Kislansky

CAPÍTULO 9

PROPAGUE A SUA MENSAGEM

Nossa história vai acontecendo de modo a nos moldar para viver nosso propósito. Cada acontecimento, cada desafio, cada superação influenciam diretamente a construção de quem nós somos e, logo, como manifestamos nosso propósito para o mundo.

EXERCÍCIO 9.1: LINHA DO TEMPO

Destaque três acontecimentos (positivos ou negativos) que você acredita terem sido essenciais na sua formação como pessoa. Eu, por exemplo, selecionaria: o alcoolismo de minha mãe, minha graduação no exterior e minha viagem para a Índia.

Este é o momento de compreender quais impactos esses acontecimentos tiveram na sua vida, como eles o moldaram. Primeiro, vamos traçar a linha do tempo e, depois, refletir sobre como cada um deles influenciou quem você é hoje – e, consequentemente, o seu propósito

Ano: _____

Acontecimento: _____

Ano: _____

Acontecimento: _____

Ano: _____

Acontecimento: _____

Agora, vamos compreender o que você aprendeu com as situações escolhidas. Como esses acontecimentos fizeram de você uma pessoa melhor para viver seu propósito?

ACONTECIMENTO	APRENDIZADO QUE ME TRANSFORMOU

EXERCÍCIO 9.2: O LIVRO DA SUA VIDA

Se você escrevesse uma biografia do que viveu até agora, qual seria o título? Qual seria o subtítulo? Utilize este espaço para criar a capa do seu livro – liberte-se e deixe a criatividade fluir.

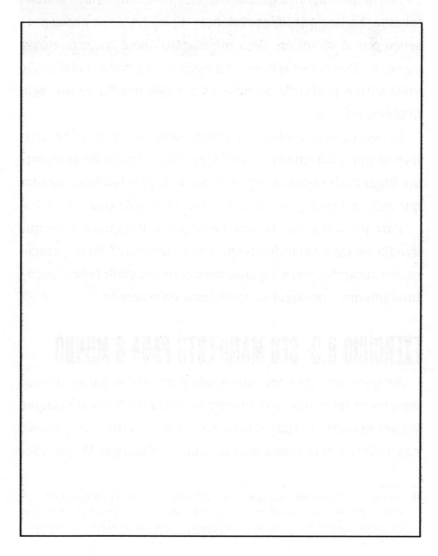

É importante saber qual é a mensagem que você deseja levar para o mundo, a fim de que se expresse de modo a ser compreendido e fazer a diferença. Martin Luther King já dizia: "O que me preocupa não é o grito dos maus, mas o silêncio dos bons".[8]

Nossa mensagem é propagada mesmo quando não estamos falando. Nossas atitudes revelam mensagens. Até a nossa presença por si só reflete uma mensagem que é fruto da nossa essência. Todos nós temos uma essência sagrada, a dimensão mais sutil e profunda do nosso ser e que irradia de nós sem nenhum esforço.

Já percebeu que muitas pessoas deixam o ambiente mais leve só por estarem presentes? Que outras fazem do ambiente um lugar mais criativo só por estarem ali? Há também aquelas que animam qualquer situação. Isso é parte da essência delas.

Pare por um instante agora e se pergunte: qual é a luz que irradia de mim quando chego a um ambiente? Pode parecer muito subjetivo para alguns, mas com sensibilidade e aprofundamento é possível se aproximar da resposta.

EXERCÍCIO 9.3: SEU MANIFESTO PARA O MUNDO

Imagine que você foi convocado para enviar para o mundo uma mensagem que acredita ser importante. Essa mensagem vai ser exibida em todo o planeta, estará em todos os jornais, nas rádios e nas redes sociais mais influentes. O que você

---

[8] AZEVEDO, R. "O que me preocupa não é o grito dos maus, mas o silêncio dos bons". **Veja**, 31 jul. 2020. Disponível em: https://veja.abril.com.br/coluna/reinaldo/o-que-me-preocupa-nao-e-o-grito-dos-maus-mas-o-silencio-dos-bons/. Acesso em: 5 set. 2022.

falaria? Como você utilizaria essa oportunidade para fazer a diferença com a sua mensagem?

MINHA CARTA PARA O MUNDO

De: _____

Para: O mundo

_____
Assinatura

CAPÍTULO 10

CONSTRUA O SEU LEGADO

O legado que deixamos é fruto do nosso propósito. É aquilo que imortaliza a nossa vida, que nos mantém vivos mesmo quando partimos. É a nossa contribuição para um mundo melhor. Está ligado a como seremos lembrados e ao impacto positivo que causamos nas pessoas e no mundo.

Precisamos perceber que o legado não envolve apenas o fim da vida, mas o fim de cada dia. Quando você sai de uma sala de reunião, você também deixa um legado. Quando você sai do elevador, idem. Pensar desse modo nos ajuda a ampliar a percepção de grandeza da nossa vida.

EXERCÍCIO 10.1: COMO SEREI LEMBRADO

Conecte-se com a sua respiração e responda intuitivamente: como você gostaria de ser lembrado pelas pessoas quando partir?

Serei lembrado pelo humano que...

EXERCÍCIO 10.2: CARTA DE 1 MILHÃO DE DÓLARES

Imagine que você recebeu um presente anônimo acompanhado por uma carta. Esse presente é um cheque de 1 milhão de dólares, seguido da seguinte mensagem: "Você precisa utilizar este capital para transformar o mundo em um lugar melhor com um projeto; seu prazo é de 30 dias".

Reflita por alguns instantes quanto ao projeto que executaria e preencha o quadro a seguir:

O que você faria?

Por que faria isso?

Como faria isso?

Quem chamaria para executar o projeto com você?

Onde seria?

Qual seria o nome do projeto?

ATIVIDADE 10.3: GRATIDÃO

Imagine que você está deitado em um quarto, que já está bem velhinho, prestes a partir desta para a melhor. Algumas pessoas que passaram pela sua vida entram no quarto para lhe agradecer pela sua existência.

O que acredita que essas pessoas vão lhe falar? Você vai ter feito uma diferença na vida delas e no mundo ao seu redor? Pelo que elas vão lhe agradecer neste momento?

_____
_____
_____
_____
_____
_____
_____
_____
_____
_____

O LEGADO QUE DEIXAMOS É FRUTO DE NOSSO PROPÓSITO.

Kiko Kislansky

CAPÍTULO 11

VIVA SEU PROPÓSITO NA PRÁTICA

Construir uma declaração de propósito é uma maneira de transformar a afirmação mental que representa o seu propósito em uma frase simples e inspiradora, é algo que lhe permite relembrá-lo e fortalecê-lo. É um modo de trazer o seu propósito para a sua dimensão cognitiva e, assim, ajudar você na tomada de decisões. Com essa declaração, você amplia a capacidade de se conectar com sua razão de ser. Essa frase não será o propósito em si, mas é uma excelente maneira de materializá-lo.

Traduzir em palavras o seu propósito é um exercício importante. Eu já presenciei muitas pessoas se emocionarem profundamente e sentirem forte conexão consigo ao conseguirem expressá-lo ao mundo de maneira clara e simples.

É impossível abarcar a grandeza da nossa existência em uma frase e, por isso, escrever a declaração de propósito é uma tarefa árdua, que requer profunda investigação interna e, de preferência, a orientação direta de um especialista.

Aqui, meu objetivo é plantar uma semente em você. Não tenho a intenção de que você consiga criar uma declaração imediatamente. Para a maioria das pessoas, o processo não é rápido – e nem precisa ser. É isto que quero deixar claro: tenha calma. Propósito e pressão não combinam.

Ter uma declaração de propósito não é uma obrigação, então o que deixo neste capítulo é um convite para você se aprofundar ainda mais na jornada.

EXERCÍCIO 11.1: ESCREVENDO SUA DECLARAÇÃO

Como se trata de algo subjetivo e intangível, não existe regra para a construção de uma declaração de propósito. Há várias maneiras para alcançar esse objetivo, e o mais importante é perceber qual faz mais sentido para você.

O mais relevante é que essa declaração:

- ▶ Seja inspiradora;
- ▶ Seja simples de lembrar;
- ▶ Seja fruto da alma, e não do ego;
- ▶ Faça seus olhos brilharem e seu coração vibrar;
- ▶ Atribua sentido e significado à sua jornada;
- ▶ Expresse a sua maneira singular de fazer a diferença no mundo ao seu redor;
- ▶ Gere motivação para você se levantar da cama em dias desafiadores;
- ▶ Amplie sua percepção de valor em relação à sua vida;
- ▶ Faça você sentir o coração bater mais forte quando a declarar em voz alta.

E lembre-se: se você não chegar a uma resposta rapidamente, não se cobre nem se pressione. Além disso, não existe declaração certa ou errada. O que ela precisa é fazer sentido para você.

Como construir

Esta é uma das maneiras que existem para você elaborar a sua declaração de propósito. Eu costumo usá-la com muitos dos meus clientes, e os resultados são incríveis. O método envolve quatro elementos (o último é opcional): o verbo, o público, o impacto e a visão futura.

TRADUZIR EM PALAVRAS O SEU PROPÓSITO É UM EXERCÍCIO IMPORTANTE.

Kiko Kislansky

VERBO	PÚBLICO	IMPACTO	VISÃO
Qual é a sua palavra de ação?	Com quem você quer contribuir?	Que diferença você faz?	Que resultado isso traz para o mundo?
Exemplo:			
Inspirar	Pessoas e empresas	Viverem com propósito	Mundo mais humano, consciente e significativo

Vou compartilhar com você a minha declaração de propósito, para que fique ainda mais claro como ela pode ser: "Curar **(verbo)** pessoas e empresas **(público)** a descobrirem e viverem seu propósito **(impacto)**, para construirmos um mundo mais humano, consciente e significativo **(visão futura)**".

Outros exemplos inspiradores

Tenho a honra de já ter contribuído para que muitas pessoas elaborassem a própria declaração e, ainda, de me inspirar com a declaração de grandes amigos e parceiros de missão. A seguir, listo alguns exemplos anônimos de clientes, amigos e participantes de nossos workshops que também poderão servir de inspiração para você:

- ▶ Acelerar a transformação do capitalismo;
- ▶ Ser a ponte entre as pessoas e seus sonhos;
- ▶ Apoiar indivíduos nos seus processos de autoconhecimento;
- ▶ Ser ferramenta de transformação da política para revolucionar o Brasil;
- ▶ Ajudar pessoas a despertarem para seu poder pessoal;
- ▶ Democratizar o acesso à psicoterapia;
- ▶ Construir um mundo mais sustentável, ecológico e consciente;
- ▶ Relembrar as pessoas o que realmente importa na vida;
- ▶ Tornar o mundo mais humano através do autoconhecimento;

- Contribuir para reduzir a desigualdade social por meio de negócios de impacto positivo;
- Harmonizar a relação do ser humano com a natureza;
- Proporcionar experiências de meditação que expandam a consciência coletiva;
- Inspirar pessoas a adotarem hábitos saudáveis para elevar o bem-estar humano;
- Disseminar a cultura do veganismo como ferramenta de transformação socioambiental;
- Transformar ambientes organizacionais tóxicos em lugares incríveis para se trabalhar;
- Formar líderes mais humanos e empáticos para transformar a maneira de fazer negócios;
- Oferecer experiências de autoconhecimento para que jovens façam escolhas conscientes de carreira;
- Proporcionar momentos de inspiração e reflexão por meio da arte;
- Desenvolver habilidades socioemocionais em crianças em situação de vulnerabilidade;
- Promover a inclusão e diversidade no ambiente de trabalho.

Agora é a sua vez! Uma dica: desconecte-se do que as pessoas vão pensar. A frase não precisa agradar a ninguém além de você mesmo.

No quadro a seguir, escreva, sem filtro e da maneira que quiser, todas as palavras que o rementem ao seu propósito:

Agora, pense em cada um dos quatro elementos da frase.

Quais verbos representam o seu propósito?
Ex: inspirar, potencializar, ajudar, contribuir...

Qual público será beneficiado?
Quem é o foco do seu propósito?
Ex: jovens, crianças, indivíduos, empresas, escolas...

Qual será o impacto nesse público?
Como você ajudará esse público?
Ex: melhores decisões, mais autoconhecimento, mais consciência ecológica, protagonismo...

Qual a visão? Como o mundo será com isso?
Ex: mundo mais sustentável, mais humano, menos desigual, mais protagonista, mais criativo, mais diverso...

A seguir, construa algumas opções de frases juntando todos os elementos.

1.

2.

3.

4.

5.

Para finalizar, apresento algumas novas dicas que ajudarão você a validar as declarações elaboradas na etapa anterior:

- ▶ Fale cada frase em voz alta e busque sentir cada palavra;
- ▶ Veja se há algum padrão de palavras;
- ▶ Veja qual das frases faz o seu coração vibrar mais e dê uma nota de 0 a 10 para cada uma delas (baseado na sua experiência física-emocional);
- ▶ Elimine aquelas com notas mais baixas e escolha 2 ou 3 que mais fazem sentido;
- ▶ Compartilhe com pessoas em quem confia e peça a elas que digam o que sentem vindo de você quando você fala essas frases;
- ▶ Cultive uma relação com as frases que sobraram e faça edições ou ajustes necessários;
- ▶ Revisite cada uma delas e deixe que sua alma responda qual faz mais sentido.

Nosso propósito está no centro. Ao redor, estão os modos pelos quais o materializamos. São os veículos que nos permitem expressá-lo.

Por exemplo: meu propósito, como já disse, é inspirar pessoas e empresas a reconhecerem e viverem seu propósito, para juntos construirmos um mundo mais humano, consciente e significativo. E as maneiras que utilizo para materializar isso são: palestras, treinamentos, livros, mentorias individuais, cursos e conteúdos digitais.

Assim, pergunto a você: quais são os quatro principais meios que você pode utilizar para materializar o seu propósito? Escreva-os a seguir:

VIVA SEU PROPÓSITO NA PRÁTICA

1

2

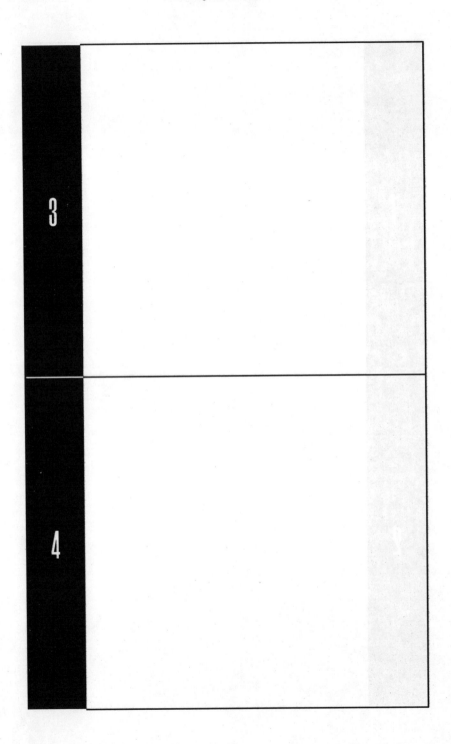

NOSSO PROPÓSITO ESTÁ NO CENTRO. AO REDOR, ESTÃO OS MODOS PELOS QUAIS O MATERIALIZAMOS. SÃO OS VEÍCULOS QUE NOS PERMITEM EXPRESSÁ-LO.

Kiko Kislansky

EXERCÍCIO 11.2: SUA METÁFORA DE PODER

O convite agora é para você pensar em uma metáfora que represente o seu propósito. Metáforas têm o poder de nos ajudar a fixar pensamentos, além de dar significado para eles. No meu caso, a metáfora que representa meu propósito é o sol, pois acredito que quando inspiro pessoas e empresas a despertarem para o seu propósito, estou contribuindo para que elas iluminem o mundo.

Sinta-se livre para explorar, investigar, pesquisar metáforas e imagens que representem o seu propósito. A seguir, selecione e cole (ou desenhe) no próximo quadro todas que fizeram sentido para você. Lembre-se: este não é um exercício racional, apenas se questione: quais imagens representam as respostas que encontrei nas atividades realizadas neste livro?

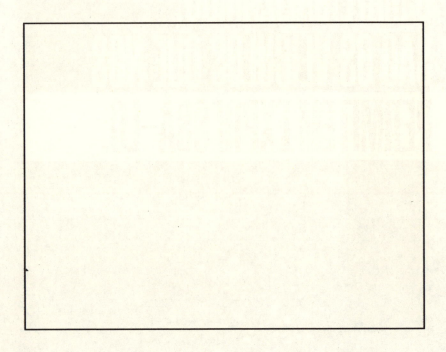

EXERCÍCIO 11.3: SEUS OBJETOS DE PODER

Vamos agora buscar objetos que representem seu propósito para que você construa o "Cantinho do Propósito" na sua casa. Escolha um lugar especial e reserve-o para adicionar objetos significativos que remetam ao seu propósito. Podem ser fotos, miniaturas, quadros, brinquedos, velas, pedras... enfim, qualquer coisa tangível que o relembre de quem você é. Eu, por exemplo, separei um espaço com uma foto minha segurando uma bola de futebol quando era criança, um cristal, uma miniatura de um leão, uma xícara de chá, um mini Homem-Aranha... e mais um monte de coisas que me representam.

Que tal, então, escrever a seguir quais foram os principais objetos que você coletou para adicionar ao seu "Cantinho do Propósito"?

OBJETO	O QUE REPRESENTA
1	

OBJETO	O QUE REPRESENTA
2	
3	
4	

SINTA-SE LIVRE PARA EXPLORAR, INVESTIGAR, PESQUISAR METÁFORAS E IMAGENS QUE REPRESENTEM O SEU PROPÓSITO.

Kiko Kislansky

CAPÍTULO 12
VOCÊ, AGENTE DE TRANSFORMAÇÃO

Parabéns! Você concluiu uma parte importante da jornada. Estou certo de que viveu momentos incríveis, repletos de insights, reflexões e aprendizados sobre você mesmo e sobre o mundo ao seu redor. Espero, de verdade, que esteja mais consciente sobre a "ciência do propósito", mais conectado à sua essência, com mais clareza de quem você é e ainda mais convicto do seu valor como pessoa. Afinal, você é um ser humano fantástico, repleto de poderes capazes de transformar o mundo em um lugar mais belo, mais humano e mais extraordinário. Acredite: milhares de pessoas estão, neste momento, esperando pelos seus supertalentos.

A pergunta que resta agora é: o que você pretende fazer com tudo o que viveu nesta jornada? Gosto muito da frase: "O segredo da vida não é o que acontece com você, e sim, o que você faz do que acontece com você".[84] Portanto, os resultados que você vai colher em todos os âmbitos da sua vida dependem do que você fará com tudo o que viveu durante a leitura deste livro – a construção do seu propósito.

Perceba que plantamos uma semente juntos. E essa semente – tal como o propósito – precisa ser regada todos os dias com intenção, consistência e intensidade. Se assim o fizer, ela se transformará em uma bela árvore repleta de frutos saborosos e nutritivos para o mundo. Este é justamente o meu maior desejo: que você viva seu propósito na máxima potência, com alto grau de comprometimento.

---

[84] PEALE, N. V. Frase de Norman Vincent Peale. **KD Frases**. Disponível em: https://kdfrases.com/frase/109834. Acesso em: 5 set. 2022.

Não deixe seus talentos morrerem com você. Seria até egoísta da sua parte deixar o seu propósito de lado. Afinal, o mundo ficará muito mais belo quando você decidir compartilhá-lo por meio da sua vida. Se a planta não faz fotossíntese, o mundo perde muito. Se o passarinho não canta, o mundo perde muito. Se o pé de goiaba não dá goiaba, o mundo perde muito. Se você não vive o seu propósito, o mundo perde igualmente.

Não espere ter autoconfiança para agir. Aja para ter autoconfiança. São resultados da expressão do seu propósito no mundo que nutrirão a sua autoconfiança.

Lembre-se de que mudar o mundo não significa mudar todo mundo. Comece mudando o seu mundo interno, comprometendo-se com a sua evolução existencial. De modo natural, você passará a influenciar positivamente a vida de outras pessoas e, assim, terá tocado o mundo inteiro. Cada pessoa é uma vida. E cada vida é um mundo por si só.

Viver o seu propósito é um ato de amor pelo mundo. Permita que o amor da fonte universal se manifeste por intermédio de você. Deixe-se ser conduzido pelo fluxo natural da vida, que é o transbordamento.

Não tenha medo de fracassar nessa jornada. Tenha medo de "ter sucesso" em algo que não faz sentido para você. Não tenha medo de perder nessa tal "corrida da vida". Tenha medo de se perder de você mesmo. Não espere que todo mundo acredite e estimule seu propósito. É o seu propósito. Nem todo mundo vibra por ele como você vibra.[85] Como

---

[85] GN JAYANNE OLIVEIRA. **NÃO espere que todo mundo acredite e estimule seu propósito**. 6 abr. 2021. Facebook: jayannebahia. Disponível em: https://www.facebook.com/JAYANNEBAHIA/photos/a.113935693343010/530814138321828/?type=3. Acesso em: 5 set. 2022.

bem disse a advogada e autora estadunidense Mel Robbins: "Sempre haverá alguém que não enxerga seu valor. Não deixe que esse alguém seja você mesmo".[86]

Agora que a semente está plantada, você tem três opções:

- **Ignorar a semente**: guardar este livro em uma das suas prateleiras, deixá-lo empoeirar e permitir que a correria do dia a dia o afaste das respostas que você encontrou aqui;
- **Regar a semente**: tornar este livro um companheiro na sua vida e transformar todas as respostas encontradas aqui em ações consistentes que o permitam viver seu propósito plenamente;
- **Regar a semente e ajudar a plantar outras**: esta é a minha opção preferida. Além de regar a semente do seu propósito, você passa a inspirar outras pessoas a fazerem o mesmo para, juntos, construírem um mundo com mais significado.

Após a sua tomada de decisão, gostaria de dizer que desejo que você tenha a coragem necessária para honrar seu propósito, e a sabedoria necessária para fazer escolhas que permitam que você cultive uma bela relação com a sua essência.

Visualize esta situação futura: você vivendo o seu propósito, os seus resultados sendo repletos de sentido. Você não se sente mais perdido porque sabe que está fazendo o que é parte do seu DNA. Mais do que viver a revolução do seu propósito,

---

[86] ROBBINS, M. Vai sempre existir. **José Irinei R. Jr.** Disponível em: https://jirjr.com/2020/11/10/vai-sempre-existir-alguem-que-nao-enxerga-seu-valor-nao-deixe-que-essa-pessoa-seja-voce-mesmo/. Acesso em 5 set. 2022.

você se tornou um agente de transformação e criação de significado na vida das pessoas, consolidando o seu legado do bem. Você tem uma carreira significativa, pois percebe que em cada "dia útil" da semana, você faz algo útil pela sociedade.

Desejo intensamente que você integre e viva os sete elementos do Método Casulo de Propósito de Vida, construindo uma jornada repleta de abundância e prosperidade. De agora em diante, relembre constantemente deste passo a passo que vivemos juntos:

1. Reconheça, valorize e desenvolva constantemente seus talentos;
2. Honre seus principais valores direcionadores para que a expressão dos seus talentos seja guiada por atitudes pautadas no que é essencial para você;
3. Conecte-se com as suas verdadeiras paixões para que você viva seus valores e compartilhe seus talentos de forma que faça seu coração vibrar;
4. Direcione sua potência para a construção da sua visão utópica de mundo, sinta que suas ações estão ajudando a mudar a sociedade;
5. Durante esse percurso, compartilhe sua mensagem através da sua presença, das suas palavras e dos seus comportamentos, garantindo que está espalhando as lições que nasceu para propagar;
6. Nesta jornada, intencione a construção de um legado positivo, resultado das suas ações diárias;
7. Faça tudo isso através de práticas pessoais profissionais que permitam que você viva todos os elementos acima com consciência e plenitude.

Que maravilha você poder se tornar quem de fato nasceu para ser: uma pessoa singular, preciosa, valiosa. Alguém que, assim como eu e tantas outras, nasceu para evoluir e servir. Chegou a hora de desenvolver uma jornada autêntica, repleta de protagonismo e coragem. Chegou a hora de dizer "sim" ao seu propósito e construir sua própria revolução. Lembre-se: o universo pode fazer tudo por você, menos a sua parte. Seu maior compromisso é se esforçar dia a dia a ser a sua melhor versão e transbordar o que há de mais belo no seu ser.

Este livro estará sempre por perto para te lembrar que seu propósito é absolutamente necessário, e o mundo celebra fortemente a sua decisão de vivê-lo plenamente. Conto com você para juntos, construirmos um mundo com mais sentido e significado, a começar por mim e por você.

Este livro foi impresso pela Gráfica Assahi,
em papel pólen 70g em outubro de 2022.